ENFERMEDAD TERMINAL
SUPERADA

DIOS TIENE LA ÚLTIMA PALABRA

ENFERMEDAD TERMINAL
SUPERADA

DIOS TIENE LA ÚLTIMA PALABRA

AARÓN FRANCISCO
TÉLLEZ BERKOWITZ

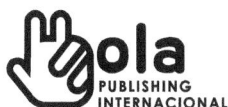

ola
PUBLISHING
INTERNACIONAL

Para solicitudes de permisos se debe escribir a la editorial, dirigido a "Atención: coordinador de permisos", a la siguiente dirección.

Hola Publishing Internacional
Eugenio Sue 79, int. 4, Col. Polanco
Miguel Hidalgo, C.P. 11550
Ciudad de México, México

Primera edición, Octubre 2024
ISBN: 978-1-63765-673-0
Número de control de la Biblioteca del Congreso: 2024919207

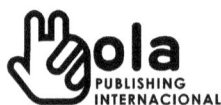

A la Baby más hermosa del mundo, mi chula esposa Olga, mi fortaleza espiritual en los momentos más difíciles. Su amor, apoyo incondicional y acciones me han salvado la vida no una sino varias veces, y me han permitido seguir adelante. Te amo con todo el corazón, mi Reina de Corazones.

A mis hijos, Alan y Alec, mi motivación, mi alegría y mis ganas de vivir. Su fortaleza y energía me han ayudado a seguir adelante sin rendirme nunca. Me recuerdan la importancia de vivir feliz.

A mis hermanas, hermanos, y sus respectivas familias y toda mi familia; así como a mis suegros, las hermanas de Olga y sus respectivas familias y toda su familia, por su apoyo. Siempre estuvieron presentes física o espiritualmente, dándome ánimo y orando por mí.

A todos ellos, gracias por estar siempre a mi lado, apoyándome, esta historia también es suya, aunque les tocó vivirla desde otra trinchera. Espero que los inspire y les recuerde que la vida es un regalo precioso que debemos aprovechar al máximo y que Dios siempre tiene la última palabra.

Índice

Introducción

El fin. Siempre pensé, *cuando escriba un libro, voy a empezar por "El fin…"*, y se me concedió. Desde muy joven decidí que el fin de mi vida sería ser feliz y hacer feliz a las personas que me rodearan, aunque hasta la fecha no siempre lo consigo; todos pasamos por momentos complejos.

Mi felicidad estaba enfocada en obtener muchas cosas y, sobre todo, generar dinero, pero ahora sé que las cosas simples de la vida son lo que verdaderamente me hace feliz. Una de las cosas que siempre me hizo feliz (y lo sigue haciendo) es viajar con mis seres queridos y conocer lugares nuevos. Alec, nuestro hijo menor, se había ido de intercambio por un año a Lyon, Francia, por medio del Club Rotario.

Estamos preparando todo para viajar a Francia a recoger a Alec y traerlo de vuelta a casa después de su aventura europea. Es nuestro primer viaje a Europa, así que Olga, mi esposa, y Alan, mi hijo mayor, están emocionados, al igual que yo, pero sobre todo estamos muy felices de pronto ver y abrazar de nuevo a Alec. Volamos toda la noche de El Paso, Texas, a París, Francia. Alec viajaría de Lyon a París para encontrarse con nosotros.

Después de varias horas de vuelo, al fin aterrizamos en París en la mañana de un viernes; pasamos migración y tomamos un taxi para ir a nuestro hotel. Alec llegaría un poco más tarde, ya que él viaja en auto (son un poco más de cuatro horas y media de trayecto). Siendo alrededor de la una de la tarde por fin nos llama Alec y nos dice que ya está en París, que va llegando al hotel. Al verlo todos brincamos de felicidad, lo abrazamos, y mi esposa y yo hasta lloramos. Es difícil separarse de un hijo, aún más cuando es menor de edad; es muy complicado dejarlo irse tan lejos y por tanto tiempo, pero es algo que sabíamos que era por su bien y que Alec deseaba. Quería vivir un año en Europa para conocer varios países y aprender francés.

Alec nos presentó al papá de la familia que lo estaba hospedando, y que lo llevó a París, y platicamos un rato con él antes de despedirnos. Tenía otros compromisos y no pudo acompañarnos, aunque lo queríamos invitar a comer al menos para agradecer su hospitalidad. Esa misma tarde salimos a conocer París, una ciudad hermosa.

Es viernes por la tarde, el clima está fresco, ni frío ni calor, y hay una pequeña brisa que se siente muy rica. Vamos caminando por las calles de París con chamarras ligeras, estamos conociendo y vamos comentando todo lo que vemos: los edificios, los autos, las motocicletas (que son muchas), la gente, los pequeños restaurantes. Llevamos toda la tarde caminando y yo ya estoy cansado. Veo un pequeño restaurante con cafetería y estanterías con pan dulce. Les digo: "Vamos a entrar a este café, se me antoja un pan". Todos están de acuerdo. Yo me pido un café late con leche de *soye*, pero parece que los parisinos no conocen la leche de soya, o será que no entienden mi francés autóctono sonorense, así que mejor pido un *capuchine*. Mi hijo Alec, como el hijo del gato Silvestre, se quiere poner una bolsa de papel en la cabeza para que no le vean la cara de la vergüenza que le da que yo trate de hablar francés. Le pido a Olga un *descafeinade* y Alec ya no aguanta y empieza a pedir todo en francés. Alan y Alec piden bebidas frías.

Cada quien escoge un pan y yo me pido un croissant; nos sentamos a tomar nuestras bebidas y a comer nuestros panes. Todo está muy rico. Salimos de la cafetería y seguimos caminando. No pasa ni una hora cuando de pronto ambas manos se me hinchan y le comento a mi esposa, "Creo que la harina que usan aquí en Europa para hacer los croissants tiene algo que me causa una especie de alergia. Mira, se me hincharon las manos". Están muy hinchadas, nunca me había pasado, y le digo, "Ya no voy a pedir ese tipo de panes mientras andemos aquí". Se me hinchan tanto las manos que no las puedo cerrar ni un poco. Pienso, *esto sí está raro*, pero no le doy importancia. *Al rato se me pasa.*

Estuvimos en París tres días y por supuesto que visitamos la Torre Eiffel, el Arco del Triunfo, la Basílica del Sagrado Corazón de Montmartre, la Catedral de Notre-Dame, el Museo de Louvre, paseamos por el Río Sena, entre otros lugares. Recuerdo que estando en el museo, admirando todas las obras, la joya de la corona era para mí la Mona Lisa. Entramos al lugar donde estaba y yo me esperaba una súper pintura (había visto El Código Da-Vinci y pensaba que iba a resolver su misterio. Cuando vea la Mona Lisa voy a poder descifrar el código que guarda). ¿Qué pues, raza?, un cuadrito y una pinturita muy chafa a la que no le encontré el arte por ningún lado (y menos el disque código): desilusión total, mi sobrina de doce años pinta mejores cuadros. Está como las pinturas de Picasso: todo el mundo encuentra el arte, menos yo.

Caminando por todo París, mis manos volvieron poco a poco a la normalidad. Después nos fuimos a conocer varias ciudades en Italia: Roma, Venecia, Pisa y Florencia, y por supuesto también el Vaticano y su Capilla Sixtina (esa si está impresionante). Ya estando en Florencia mis manos se veían normales y yo estaba convencido de que la hinchazón me la había ocasionado alguna especie de alergia a algún conservador del pan. Continuamos conociendo Europa, viajamos a Ámsterdam, Londres, Madrid, Barcelona, Lyon, y de regreso a París. Durante todo el viaje yo y mis manos nos encontramos bien. Jamás me imaginé que ese síntoma era el inicio de un camino muy complicado que pondría en grave riesgo mi vida.

Mi mamá había fallecido hacía un año, a los ochenta años, y mi papá aún viviría cinco años más, hasta los ochenta y seis. Siendo el menor de nueve hermanos, todos ellos sanos, nunca pasó por mi mente que yo me sacaría la rifa del tigre.

Al regresar de Europa todo seguía bien, mis manos no se habían vuelto a hinchar y debo decir que durante todo el viaje comimos muchas veces pasta, pizza y diferentes panes. Seguí comiendo harina y todo estaba bien. Pensé, *definitivamente fue algo que le pusieron a ese pan que me comí en París lo que me ocasionó esa hinchazón.*

Regresé a mi trabajo y todo estaba normal, con mucho trabajo y proyectos nuevos. Pasaron varios días y de pronto, una mañana, estando en mi casa tomando un café y viendo las montañas que siempre me gusta ver antes de salir a trabajar, me da un dolor muy fuerte en el pecho: pensé que era un infarto. Nunca me había dolido tanto el pecho, de hecho nunca me había dolido el pecho. Le dije a Olga: "Llévame al hospital porque creo que es un infarto. Me duele mucho, siento que me quiere cargar el payaso".

Olga se preocupa y me lleva de inmediato al hospital en Ciudad Juárez, Chihuahua, y me hacen estudios de sangre, un electrocardiograma, radiografías, y en los resultados no sale nada. Me dice el doctor que me atendió en el hospital, "Estás bien de todo", pero desde ese momento sentí una diferencia en mi respiración, sentía que ya no podía llenar mis pulmones por completo. Es muy desesperante: tratas de inhalar e inhalar y simplemente tus pulmones no se llenan, sientes que falta que entre más aire pero ya no entra, todo el tiempo estás un poco asfixiado. No se imaginan lo desesperante que es no poder respirar correctamente. Desde ese momento, y no sé por qué razón, supongo que por la misma restricción de mis pulmones, ya no pude bostezar ni estornudar; es una sensación extraña y limitante.

A mí y a Olga nos gusta jugar tenis y en El Paso éramos parte de un equipo, sin embargo, a partir de ese dolor, ya no pude entrenar ni jugar. Me sentía más o menos normal cuando estaba en reposo, pero cuando empezaba a jugar la sensación de falta de oxígeno se intensificaba, me daba una tos muy intensa que no me permitía moverme, así que tuve que dejar de jugar tenis.

Como me seguía sintiendo restringido en mi respiración, fuimos con un neumólogo en Ciudad Juárez y me mandó a hacer varios estudios de sangre y radiografías. Los estudios salieron perfectos: nada que pudiera indicar alguna enfermedad. Pero en una de las radiografías, el radiólogo interpretó una posible fibrosis pulmonar. Inmediatamente me metí a Google a ver de qué se trataba, decía que una vez detectada la fibrosis pulmonar el paciente podría vivir de tres a cinco años. Me asusté mucho; pensé que me iba a morir pronto y dejar a Olga y a mis hijos solos. Además de la preocupación, me daba tristeza morirme; no me daba miedo, pero sí mucha tristeza dejar a mi familia sola.

Recuerdo que esa tarde fui a una junta de socios en el despacho y había un abogado invitado que se quería integrar al despacho. Todos hablaron del futuro del despacho y yo sólo pensaba, *voy a durar cinco años, máximo*. Estaba muy triste y toda la junta me la pasé distraído, callado.

Le llevamos los resultados de las radiografías al neumólogo, quien revisó la radiografía y la interpretación que había dado el radiólogo y dijo: "Este radiólogo siempre es muy desacertado, no sabe mucho y hace interpretaciones muy malas. No te preocupes, no tienes fibrosis pulmonar, pero te tienes que revisar las interciciales. Si tuvieras fibrosis, solo vivirías de tres a cinco años y adiós, no hay nada que hacer. No hay esperanza de vida.

"Yo no veo que tengas fibrosis, pero te recomiendo que vayas el Instituto Nacional de Enfermedades Respiratorias (INER) en la Ciudad de México para que te revisen, porque yo no reviso casos de estos".

Sentí mucho alivio cuando me dijo que no tenía fibrosis pulmonar, significaba que no me iba a morir, al menos no pronto. Platicamos Olga y yo y decidimos ver a un doctor muy recomendado de medicina alternativa que tiene su consultorio en Ciudad Juárez, porque era muy complicado para nosotros estar viajando a la Ciudad de México para revisiones constantes. Así es que no seguí el consejo del neumólogo y decidí empezar tratamiento con el médico alternativo.

A veces me gusta tomar decisiones que van en contra de lo recomendado, decisiones medio arriesgadas. Por ejemplo, recuerdo cuando trabajaba para un despacho muy grande en Ciudad Juárez y yo era el segundo al mando después del dueño. Me iba muy bien, sin embargo me ofrecieron trabajo en otro despacho de tamaño mediano y decidí aceptar la oferta aun con el riesgo de que no pudiera funcionar, dejando atrás algo seguro. Estando en ese despacho mediano, los socios tuvieron ciertos desacuerdos y decidieron separarse; los socios que se quedaban con la operación más grande y con la mayoría de los clientes me ofrecieron quedarme con ellos, sin embargo decidí quedarme con el despacho pequeño. Con el paso del tiempo, varios socios y yo decidimos formar nuestro propio despacho. En todas estas decisiones no sé cómo me hubiera ido si me hubiera quedado con la opción segura, pero no me arrepiento porque me fue bien en todos los cambios que hice y me llevó a formar el despacho en el cual trabajo hasta esta fecha.

También recuerdo una anécdota de cuando estaba en secundaria. Entré al equipo de básquet y llegamos a la final, estábamos jugando contra tercero de secundaria y nosotros estábamos en primero. Había un chavo con nosotros que era de Tucson, Arizona, y era buenísimo, no recuerdo cómo se llamaba pero se apellidaba Cota. La verdad, gracias a él ganábamos todos los juegos, los demás éramos muy malitos, excepto otro amigo que se llamaba Héctor que sí jugaba bien aunque era muy chaparro.

Es la final, estamos en los últimos cinco segundos del juego, vamos empatados. Los de tercero sacan la pelota de la cancha y me dice el Cota: "Saca tú y me la das a mí" (Cota era nuestro dios del básquet y lo que decía era ley, le hacíamos más caso a él que al entrenador). Me pasa la pelota el réferi y me empieza a contar los segundos para que la ponga en juego. Todo el equipo contrario está marcando al Cota y al Héctor, por más que se mueven nunca están solos: no le puedo pasar la bola a ninguno de los dos. Entonces volteo y veo a uno de mis mejores amigos, le decíamos el Pollo, y me percato de que está solo, nadie lo está marcando.

El Pollo es muy alto, pero era re-malo para el básquet, como yo. En ese momento pienso, *chingue su*, y le grito, "¡Pollo!", porque ni me estaba viendo el menso. Voltea a verme y que le aviento la pelota; sólo vi los ojotes que me echó del susto. El Pollo está solo, agarra la pelota y no sabe qué hacer. Le grito, "¡Tírale a la canasta!", y el Pollo reacciona y tira la pelota al aro como si fuera un saque de banda en un partido de futbol (no sabía tirar canastas). La pelota pega fuertísimo en el tablero, luego en el aro y muy apenas entra y se acaba el tiempo.

Todos brincamos y celebramos como locos con el Pollo. ¡No era cualquier cosa ganarle a tercero siendo de primero! Después de toda la alegría, se me acerca el Cota y me dice: "Si no la hubiera echado el Pollo, te hubiéramos linchado", *pinche Pollo qué bueno que la echó.*

Desde entonces me gusta tomar decisiones medio arriesgadas, siempre y cuando tengan la posibilidad del éxito. Muchas veces me he equivocado, pero de esas equivocaciones se aprende. Aun así, si veo que se puede obtener el resultado deseado, sí me arriesgo.

1

Medicina alternativa

El médico alternativo que empecé a ver en Ciudad Juárez también es médico cirujano, titulado en México con especialidad en oncología en Estado Unidos, y también había estudiado en India y otros lugares lo que ellos llaman "medicina alternativa". Es decir, este doctor sí es un médico titulado y con especialidad, sí sabe de medicina alópata, no es un charlatán. Cuando revisó mis estudios de sangre y radiografías, me dijo: "Estoy de acuerdo con el neumólogo, no es fibrosis pulmonar. El radiólogo que dijo eso está equivocado". Esto me confirmaba lo que me había dicho el neumólogo y me hacía sentir más confiado, entonces decidí empezar un tratamiento con este doctor que me confirmó que me podía tratar.

Me revisó la lengua y después me recetó unas pastillitas chinas que me debía tomar todos los días, tres veces al día. Después me puso acupuntura, incluso me hizo un procedimiento que él llamaba "células madre"... que valieron madre: nada me sirvió, ya que si bien es cierto que mi salud no empeoraba, tampoco mejoraba absolutamente nada.

Duré dos años con este doctor y mi salud seguía más o menos estable, pero de pronto empecé a empeorar mucho, mi respiración se empezó a complicar más y cada vez sentía que respiraba menos. Entonces le dije a Olga: "Vamos a pedir opiniones a otros doctores, sigo empeorando y no veo que este doctor haga nada diferente para mejorarme". Visitamos varios internistas en Ciudad Juárez: neumólogos, reumatólogos y de todos los ólogos que se puedan imaginar. Me hacían mil estudios de sangre y radiografías y me decían que no tenía nada, pero yo ya me sentía muy mal. Un internista me dijo, "Creo que lo tuyo es psicológico", já.

Un día fuimos a un laboratorio para hacerme unos estudios que me pidió un internista. El internista pensaba que era alérgico al gluten y me mandó a hacer estudios de sangre para confirmarlo, pero dieron negativo y de regreso a casa llegamos con el neumólogo que me había recomendado que me tratara en el INER para ver si ahí podían recetarme algo para mejorar mi respiración. Me revisó y mi oxigenación estaba en 87% (lo mínimo para alguien normal es de 94%). En ese momento escribió atrás de una de sus recetas qué tipo de aparato de oxigenación me tenía que comprar y de ahí nos fuimos a una tienda en El Paso y con esa receta nos vendieron el equipo (sin receta no te pueden vender una máquina de oxígeno).

Desde ese momento empecé a tener que usar oxígeno porque ya no oxigenaba nada bien. Mi respiración empeoraba. Me sentía muy mal y ningún doctor sabía por qué. De mi situación sólo estaba enterada Olga, Alan y Alec; yo no quería que nadie supiera, ni mí familia ni la familia de Olga y menos en mi despacho. Tenía miedo de perder clientes, tenía miedo de que pensaran que no los podría atender.

Por "suerte" que llega la pandemia, así que todos empezamos a trabajar desde casa y así ya no se daban cuenta en el despacho de que yo estaba enfermo. Cuando tenía que ir a reuniones de trabajo presenciales, dejaba el aparato de oxígeno en el auto y me aguantaba toda la reunión, asfixiándome. Respiraba y no entraba casi nada de aire a mis pulmones, era muy desesperante y complicado aguantar y poner atención a lo que me estaban pidiendo los clientes.

Se suponía que teníamos que usar cubrebocas en reuniones presenciales, pero eso sí yo no podía hacerlo: sin cubrebocas no podía respirar, menos con cubrebocas. Así que todas las reuniones yo era el único sin cubrebocas (no sé cómo mis clientes o socios nunca me pidieron que me lo pusiera). Mis socios después me comentaron que sabían que tenía algo porque adelgacé mucho y el color de mi piel estaba un poco gris, pero no me querían incomodar preguntando.

2

COVID y diagnóstico

Una noche se va la luz en la casa y se apaga mi máquina de oxígeno. Me pongo el aparato portátil mientras llega la luz, pero no regresa y se le termina la batería. Me empiezo a asfixiar y a marear, me empieza a salir mucha sangre de la nariz. Olga llama a su hermana, que vive muy cerca de nosotros, para preguntarle si ella tiene luz en su casa y, por casualidad, su colonia es la única que tiene luz en muchos kilómetros a la redonda. Como puede, Olga me ayuda a subir al auto y ella sola sube la máquina de oxígeno (mis hijos no estaban en casa para ayudarla).

Yo me sentía como pez afuera del agua.

Olga me lleva a casa de su hermana; está lloviendo mucho. Olga se baja del auto, entra a la casa de su hermana, encuentra una extensión eléctrica y conecta la máquina. La hermana de Olga y su familia no saben de mi condición, así que están sorprendidos y asustados, no saben qué pasa, sólo ven a Olga actuar y les dice, "En un momento les platico". Casi me asfixiaba, pero Olga prendió la máquina a tiempo. Me empiezo a recuperar y Olga le platica a su hermana lo que me pasa y le pide que no le cuente a nadie.

Pasaron unos cuantos días y una tarde-noche me sentí muy mal, no podía respirar, me estaba asfixiando de nuevo, tosiendo. Como en ese momento estaba el COVID muy fuerte en Ciudad Juárez, yo pensé que tenía COVID y le pedí a Olga que me llevara al hospital porque ahora sí que me estaba muriendo, ni con la máquina de oxígeno subía mí oxigenación. Olga me llevó al hospital y me revisaron: mi oxigenación estaba en 78%. Me mandaron a hacer una prueba de reacción en cadena de la polimerasa (PCR) de COVID y radiografías de los pulmones. En el resultado del examen de sangre salió que no tenía COVID, pero en las radiografías se ven ciertas cicatrices en la parte baja de mis pulmones.

Llegó el doctor que estaba de guardia esa noche en el hospital, revisó mis exámenes y radiografías y nos dijo: "Lo vamos a internar en el área de enfermos de COVID y lo vamos a intubar porque su oxigenación es muy baja". Inmediatamente, Olga le dijo: "¿Pero por qué si el resultado dice que no tiene COVID?". El doctor respondió, "A veces los resultados de los exámenes no son exactos, pero considerando los resultados de las radiografías y la falta de oxigenación, de seguro tiene COVID", y le ordenó al enfermero: "Lléveselo al área de COVID e intúbelo. Y usted, señora, tiene que dejarnos un depósito de doscientos mil pesos y firmar varios documentos de autorización".

Nosotros habíamos visto en las noticias y conocíamos de varios allegados que habían intubado y habían fallecido, así que le dije al doctor: "No estoy de acuerdo, doctor, no quiero que me meta al área de COVID y menos que me intube, así que nos vamos del hospital". El doctor me dijo: "Si se van, nos tienen que firmar una liberación porque no lo podemos dejar ir, se va a morir antes de llegar a su casa". Y como siempre, decido arriesgarme y le digo: "Pues apúrese a traernos esa liberación para ver si llego". Por suerte, Olga estuvo de acuerdo conmigo.

Aun cuando el doctor nos había dicho que no iba a vivir más de dos horas, nos arriesgamos. Olga firmó y me sacó del hospital. Me llevó a casa, me recosté en la cama, me puso el aparato de oxígeno grande y también el portátil y le subió a toda capacidad a ambos. Así me quedé, acostado, sin moverme un ápice, porque con cualquier movimiento sentía que me iba a morir.

Al siguiente día amanezco vivo. No le atinó el doctor, mi oxigenación mejoró durante la noche. Olga habló a otro hospital y consiguió una cita con otro neumólogo que acababa de instalar su consultorio en Ciudad Juárez, (este neumólogo venía de Monterrey). Al entrar a su consultorio y sin hacerme estudios ni revisar los estudios y radiografías que le llevaba, inmediatamente me dijo: "Se ve que tienes afectados los pulmones y necesito que te hagas estos estudios para confirmar". Me escribió en una orden médica los estudios que me tenía que hacer, después me pidió que apagara mi máquina de oxígeno portátil y tomó mi oxigenación y el resultado: 85%. Me dijo, "Por protocolo tengo que internarte", pero le dije, "Mejor me hago los estudios y luego regreso". No regresamos ese día, no me quería internar y menos en el área de COVID.

Dicho y hecho, al día siguiente recogimos los estudios y los resultados fueron positivos: tenía fibrosis pulmonar. Otra vez a pensar que me moriría en un máximo de cinco años (y ya habían pasado tres).

Recuerdo que cuando fuimos a llevarle los resultados de los estudios al neumólogo, yo no me bajé del auto, no quería que me internaran en área COVID, aparte de que no me sentía bien. Sólo fue Olga, y cuando regresa la veo que viene caminando hacia el auto y no se ve preocupada y le pregunto, "¿Cómo te fue?" Yo pensé, *tengo cualquier cosa*, y Olga me dice: "Los estudios confirman que estas enfermo y que se te afectaron los pulmones con fibrosis pulmonar". Se me abren unos ojotes, me pongo triste y pienso, *si se te afectan los pulmones y te da fibrosis, vives un máximo de cinco años, y ya llevo tres*. Pero Olga con gran confianza también me dijo "Recuerda que Dios siempre tiene la última palabra".

Al día siguiente tuvimos que ir a consulta con el neumólogo y me pregunta, "¿Alguien de tu familia ha tenido este tipo de enfermedades?", le confirmo que no y me responde, "¿Fumas o has fumado?", le contesto que nunca, entonces me dice: "Qué te puedo decir. Te sacaste la rifa del tigre. No se sabe por qué dan estas enfermedades. Lo bueno es que acaba de salir una medicina muy moderna que te puede ayudar a tratarla".

Lo malo de esa medicina es que es extremadamente cara y sólo detiene un poco el avance de la fibrosis, por supuesto que no la cura.

3

Años difíciles

En el 2021 fallece mi papá. Fue un golpe emocional muy duro para mí. Yo ya estaba muy mal de salud, era el cuarto año desde que empecé con los síntomas, pero aun así fuimos a Agua Prieta, Sonora, al funeral. Cuando nos juntamos con mis hermanos y parientes, yo escondía la máquina de oxígeno y me andaba asfixiando, no podía respirar bien. Sin la máquina de oxígeno era mucho más complicado, pero no quería que nadie supiera de mi condición. Una de mis hermanas sospechaba que me pasaba algo porque muchas veces, sin que nadie me viera, yo me subía al auto para ponerme la máquina de oxígeno y ella decía, "El Aarón se la pasa más en el carro que con nosotros". Yo le decía que todo estaba bien y ella pensaba que me estaba yendo mal en el trabajo; no se imaginaba que estuviera enfermo. Ese mismo año, un mes después del fallecimiento de mi papá, se casó una sobrina en Cancún, Quintana Roo, y fuimos a su boda. También ahí me la pasé escondiendo la máquina de oxígeno.

Estando en Cancún, Olga se enteró que hay un Santuario a la Virgen Desatadora de Nudos y me pidió que fuéramos. Ella siempre ha tenido una fe inquebrantable y yo siempre fui muy ateo. Siempre he ido a la iglesia y he querido creer, pero simplemente no se me daba, creo que no tenía la humildad suficiente para creer en un ser supremo.

Fuimos al santuario, que está increíblemente bonito, y ahí anduvimos visitando todo. La costumbre es que cuelgues un listón blanco con tu nombre y hagas tu petición para sanar, o cualquier petición que tengas y si se te concede tú petición, tienes que regresar a colgar un listón de color agradeciendo. Así que colgamos mí listón blanco pidiendo por mi sanación.Olga pidió con mucha fe y yo pedí, pero cuando yo pedía u oraba siempre sentía que estaba hablando solo, que nadie me escuchaba y que Dios era el Santa Claus de los adultos. Pero, teniendo en cuenta la fe de Olga, sí llegué a pensar que podría curarme mágicamente, que le iban a conceder un milagro a ella que sí tiene fe. Pensaba, *un día me voy a despertar y voy a estar bien*, pero nel pastel.

Alan nos dice que se va a casar en el 2022, entonces es cuando decido avisar a mi familia y a la familia de Olga que estoy enfermo. Ya era mi quinto año con fibrosis pulmonar, así que no me quedaba mucho tiempo de cualquier manera, y muchos parientes y amigos irían a la boda en Ciudad Juárez y se darían cuenta; ya no habría forma de ocultarlo.

Yo me encargo de avisar a mi familia y Olga a la suya. En mi familia y en la familia de Olga se preocupan mucho, y con razón, pero no se puede hacer nada, es una enfermedad terminal y no me queda mucho tiempo. Se crea un grupo de oración en WhatsApp para pedir por mi salud y Olga empieza a agregar a todos los parientes y a muchos conocidos. Ya no me queda más remedio que informar también a mis socios que estoy enfermo. Todos lo toman bien y me apoyan. Llega la fecha de la boda de mi hijo en agosto de 2022 y todo transcurre bien: la misa, la fiesta y la reunión familiar, todo tranquilo, aunque muchos están preocupados por mi salud. Adelgacé mucho y se nota que estoy enfermo. Yo pienso: *por lo menos vi a uno de mis hijos casarse.*

El nuevo neumólogo me recomendó tratarme también con una reumatóloga y eso hice. Me recetaban medicinas muy caras; por suerte mi seguro de gastos médicos lo cubría, pero por reembolso, así que debía tener el dinero para poder comprarlas, y por ende tenía que trabajar más y cada vez me sentía peor. Fue muy complicado para mí. Mis hermanos, hermanas, sobrinas y sobrinos, que tenían posibilidades, así como mis suegros, me apoyaron económicamente. Estuve en tratamiento con el neumólogo y la reumatóloga hasta ese año 2022 y parecía contralada la enfermedad, pero seguía usando máquina de oxígeno.

A principios de octubre del 2022 tuve que asistir a una junta en una notaría en Ciudad Juárez para firmar una escritura de compraventa para un cliente. Dejé mi máquina de oxígeno en el auto y Olga me esperó ahí (ya se había convertido en mi chofer, no podía ir a ningún lado solo). Estando en la firma de la escritura me sentí muy mal, se me fue el oxígeno y sentí que me iba a desmayar. Uno de mis asociados y la abogada de la notaría me ayudaron a salir de la notaría y a subirme al auto y Olga me llevó al hospital de inmediato.

Me internaron en el hospital con mucha fiebre, pero no me detectaron nada más. Me hicieron muchos exámenes de sangre, radiografías, y de todo, y comentaba el neumólogo que todo seguía igual con los pulmones, estaban afectados al 40% pero seguían igual: no había empeorado ni mejorado mi condición. Aun así, yo estuve toda la semana internado en el hospital, me sentía muy mal, sentía que me asfixiaba incluso con el oxígeno que me ponían en el hospital. Era extremadamente desesperante, no podía respirar, no podía moverme ni un centímetro porque se me acababa el aire y me asfixiaba.

Me revisa la reumatóloga y me dice: "No sé por qué estás así. Creo que aquí ya no podemos hacer nada por ti, ¿por qué no consideras ir a Monterrey para ver si eres candidato a un trasplante de pulmones?" En ese tiempo una de mis sobrinas, que se acababa de graduar de médico, estaba haciendo sus prácticas en el INER y me pidió que le mandara mis estudios para revisarlos. Cuando los revisaron, inmediatamente le dijeron: "Dile a tu tío que se vaya a Monterrey de inmediato a buscar un trasplante de pulmones".

Platicamos Olga y yo, y decidimos ir a Monterrey. Para mí fue muy difícil despedirme de Alan y Alec; es muy complicado abrazar a tus hijos y saber que es muy probable que no los veas de nuevo. Me dolía mucho dejarlos sin papá, eso duele hasta el alma y no puedes hacer nada,

nada está bajo tu control, sientes que vas caminando como borrego al matadero.

Cuando decidimos ir a Monterrey, yo ya había decidido seguir siempre los consejos de Olga. Yo era muy ateo, testarudo, y me gustaba tener todo bajo control, si algo está fuera de mi control pierdo la calma y tomo decisiones que pueden ser incorrectas. No le dije a Olga que iba a seguir siempre sus consejos, sobre todo espirituales, para no abrumarla, pero si ella me decía, "rézale a San Goloteo", yo le rezaba, *¡ínguesu!* No es que no hubiera ocasiones en las que desacordara con ella, pero ya no imponía mis ideas, sólo le explicaba por qué no estaba de acuerdo y a veces me daba la razón y a veces seguíamos sus consejos.

Creo que este proceso me ha servido hasta para mejorar mi comunicación con Olga y también me ha servido para empezar a ser humilde, para aceptar que no siempre tengo la razón. Para mí es muy fácil argumentar mis ideas, soy abogado, supongo que eso ayuda, pues siempre estoy negociando contratos para diferentes clientes, por lo que, siempre que no podía convencer a Olga de mi idea, luego luego trataba de negociar con ella.

De ahora en adelante seguiría sus consejos; ya estaba decidido.

4

Un poco de mi historia

Yo nací en Guaymas, Sonora, pero a los tres años mis papás se mudaron a Agua Prieta, donde viví una infancia muy feliz, con muchos amigos. Mis papás siempre tuvieron una relación hermosa: un ejemplo de pareja y su amor para nosotros siempre fue perfecto. Mi papá me consentía en todo y mi mamá me ubicaba en la realidad.

Una vez le pedí a mi mamá diez pesos para comprarme un mazapán y un Duvalín, que eran mis dulces favoritos, y me dijo: "Ponte a vender chicles en la línea para que saques dinero". Desde entonces me di cuenta de que tendría que trabajar si quería comprarme lo que me gustaba. Estando en primaria y secundaria era muy bueno para jugar futbol y le dije a mi mamá que quería ser futbolista profesional. Ella me dijo: "¡Si te pareces al Piernas Locas Crane! Qué futbolista ni qué nada, se te van a quebrar las patas. ¡Ponte a estudiar!" Así que adiós al futbol.

Ya estando en preparatoria, se instaló en Agua Prieta una escuela de modelaje y decían que los que se graduaban de ahí ganaban mucho dinero, así que fui con mi mamá y le dije que quería entrar a esa escuela para ser modelo. Me dijo: "Mmmmm vas a ganar dinero hasta que contraten modelos feos". Hasta ahí llegó mi carrera de modelaje.

Cuando estaba chico siempre me iba de vacaciones de verano a Guaymas a pasarla con mis tíos y mis primos. Lo que me gustaba mucho de ir a Guaymas era ver sus atardeceres preciosos en el mar, las vistas que tienes de todos los cerros y montañas que lo rodean, y también me gustaba mucho jugar con mi primo. Nos íbamos a la playa todos los días y hacíamos muchas actividades como pescar, bucear, andar en moto de agua, pasear en bote, subir montañas, cortar pitayas y mil cosas más. La casa de mis tíos tiene una vista preciosa al mar y ellos me llevaban a muchos lados a pasear y todas las mañanas nos despertaban los cantos de las palomas que anidaban afuera de su hermosa casa. Siempre me ha gustado mucho cómo cantan las palomas en las mañanas.

Cuando terminé la prepa yo quería ser abogado y le dije a mi mamá. Ella me dijo: "Hay más abogados que perros, te vas a morir de hambre". Pero ahora sí no le hice caso y decidí arriesgarme a estudiar leyes. Mi mamá quería que estudiara alguna ingeniería para que trabajara en alguna empresa manufacturera de las conocidas como maquiladoras, para ella ese era el único trabajo decente en Agua Prieta. Como no estaba la carrera de leyes en Agua Prieta, me tendría que ir a Hermosillo, Sonora, a estudiar. Como en ese momento no había dinero para irme a Hermosillo, entré a estudiar contabilidad al Tecnológico de Agua Prieta (que era lo más parecido a leyes). Duré un año estudiando contabilidad, pero de plano no era lo mío (mis respetos para los contadores, pero para mí es una profesión muy aburrida): me puse a trabajar y a juntar dinero para poderme ir a estudiar leyes.

Trabajé en varias maquiladoras, mi meta era irme a estudiar fuera y comprarme una moto para trasladarme, pero por casualidad nunca junté para la moto, siempre me gastaba el dinero aunque no quería. Supongo que fue lo mejor para mí porque las motocicletas son muy peligrosas y quién sabe qué me hubiera pasado. Sólo junté lo necesario para irme a estudiar. Un amigo me comentó que iban varios a Ciudad Juárez para hacer el examen de admisión en la Universidad Autónoma de Ciudad Juárez (UACJ), que ahí sí tenían la carrera de derecho, y me invitó.

En esa época, en la Universidad de Sonora había muchas huelgas y tardabas mucho tiempo en graduarte, así que me pareció buena idea ir a probar suerte a Ciudad Juárez. Así que nos fuimos varios amigos para hacer el examen de admisión. Fuimos cuatro hombres y una mujer, cada uno para una carrera diferente: arquitectura, ingeniería, medicina, leyes y administración. Cuando llegamos a Ciudad Juárez andábamos como buenos pueblerinos: bien perdidos. Llegamos a un motel y pedimos un cuarto y el vato que nos atendió nos preguntó, "¿Por cuántas horas quieren el cuarto?", dije, *¡ah, cabrón!, ¿pues qué no son por toda la noche los hoteles aquí?*: era muy pueblerino. Así que el vato del motel nos dijo: "Métanse a cualquier cuarto que tenga el garaje abierto y ahí les llegan a cobrar". Supongo que el del motel pensó que haríamos alguna especie de orgía, cuatro contra una.

Al siguiente día hicimos el examen de admisión y nos regresamos a Agua Prieta. Después de unas semanas salieron los resultados y todos reprobaron menos mi amiga y yo. Así que mi amiga y yo decidimos irnos a vivir juntos a Ciudad Juárez y empezar nuestras carreras, yo leyes y ella administración.

Ya estando en la carrera de derecho, mi primer amigo fue un chavo muy inteligente. Su papá era juez de lo penal y maestro ahí en la carrera de derecho, así que con él aprendí mucho. Recuerdo que en la primera clase, Introducción al Estudio del Derecho, el maestro nos pidió leer el primer punto del libro del Maestro Eduardo García Máynez. No entendí absolutamente nada, parecía que estaba escrito en chino. Pensé, *creo que no la voy a hacer en esta carrera si no me junto con los inteligentes*, así que me fijé en quiénes eran los más inteligentes y me empecé a juntar con ellos.

Esto se lee en la primera hoja del primer punto del libro (para ver si ustedes lo entienden):

1. JUICIOS ENUNCIATIVOS Y JUICIOS NORMATIVOS.

¿Qué es el derecho? He aquí lo primero que el estudioso se pregunta, al hollar el umbral de la ciencia jurídica. El problema, lógicamente anterior a los demás de la misma disciplina es, al propio tiempo, el

más arduo de todos. Los autores que lo abordan no han conseguido ponerse de acuerdo ni en el género próximo ni en la diferencia específica del concepto, lo que explica el número increíble de definiciones y la anarquía reinante en esta materia.

El tema central del debate, en lo que toca al genus proximum del derecho, es la determinación del carácter normativo o enunciativo de sus preceptos. Todo el mundo reconoce que éstos se refieren a la actividad humana; pero las opiniones se separan apenas se pretenden establecer la esencia de los mismos. ¿Son las reglas jurídicas expresión de auténticos deberes, o simples exigencias desprovistas de obligatoriedad? ¿Deriva su validez de la voluntad del legislador o es, por el contrario, independiente de ella? Y si se acepta que el derecho es un conjunto de prescripciones; ¿en qué se distinguen éstas de los imperativos morales, los principios religiosos y, en una palabra, los demás preceptos que rigen nuestro comportamiento?[1]

Cuando tienes diecinueve años y lees lo anterior, si nunca has llevado una clase de derecho en tu vida, no entiendes nada. Si ustedes le entendieron, estudian, estudiaron o deberían estudiar leyes.

Lo malo es que siempre he sido muy desmadroso y carnavalero y los nerds no pisteaban, no salían y puro estudiar y eso me aburría, así que también me empecé a juntar

---

[1] García Máynez, Eduardo. *Introducción al Estudio del Derecho*. Editorial Porrúa.

con los desmadrosos y carnavaleros. Como mi amiga y yo vivíamos solos, siempre las fiestas eran en nuestra casa.

Nos corrieron de quince casas por escandalosos. No me siento orgulloso, pero la verdad la pasábamos al cien. El primer semestre fue complicado porque no conocía a nadie y no tenía trabajo, así que muchas veces me quedé sin un solo peso: me tocó pasar días sin comer en diferentes ocasiones. Esperaba ansioso los fines de semana porque en Soriana y S-Mart daban muestras de comida en varios pasillos, así que me iba para allá y pasaba como veinte veces por cada pasillo hasta que me llenaba. Comía muchas salchichas y queso, era lo que más daban (a veces hasta postre me tocaba). Los que daban las muestras se me quedaban viendo muy feo, pero ni modo, tenía más hambre que pena.

A partir del segundo semestre empecé a trabajar en el Instituto Federal Electoral (IFE, hoy INE), en donde me pagaban muy bien. ¡Por fin ya comía todos los días! Después un maestro de la carrera de derecho, que también era delegado del Instituto Nacional de Migración (INM), me invitó a trabajar con él. Un día el Delegado de Migración nos pidió que hiciéramos inspecciones en las maquiladoras para multar a las que tuvieran extranjeros trabajando sin permiso. Así que me tocó ser de los pocos agentes migratorios mexicanos que hemos deportado gringos de México a Estados Unidos por trabajar acá sin permiso (para que vean lo que se siente).

Las maquiladoras en Ciudad Juárez empezaron a tomar medidas porque el INM las multaba por tener extranjeros trabajando sin permiso, por lo que todas las maquiladoras contrataron despachos para que les obtuvieran los permisos en el INM y así conocí a varios abogados que trabajaban en despachos corporativos de Ciudad Juárez y que iban al INM para hacer los trámites de los permisos migratorios para los extranjeros.

5

Olga

Yo seguía estudiando en la UACJ y trabajando en el INM, y un día me dice una de las agentes de migración, "Hoy es mi cumple y vamos a ir a festejar, para que te apuntes" y yo más puesto que un calcetín: significaba pistear y comer gratis.

En una de las inspecciones que realizó el INM a cierta maquiladora, la agente que me invitó a su fiesta de cumpleaños encontró a unos extranjeros trabajando sin permiso, así que levantó un acta e impuso una multa a dicha empresa y resulta que la Gerente de Recursos Humanos de esa maquiladora era Olga. Olga le explicó a la agente que dichos extranjeros sí tenían permiso y le mostró copias de los permisos, pero los extranjeros, antes de ir a la planta los habían cancelado; como ya era viernes, al cruzar en la mañana de El Paso a Ciudad Juárez, los extranjeros pasaron a migración y regresaron sus permisos al INM para no tener que hacerlo en la tarde saliendo de la planta, ya que tenían pensado irse de fiesta.

La agente le dijo a Olga, "Ve y habla con el Sub-delegado y le explicas la situación y él te va a explicar qué trámite hacer para que te reduzcan mucho la multa o te la cancelen", y así fue. El jefe de Olga le dijo, "Cómprele y llévele un regalo a la agente de migración porque nos ayudó a que nos bajaran la multa", y Olga así lo hizo. Olga acababa de llegar de otra ciudad, le acababan de ofrecer el puesto de Gerente de Recursos Humanos y no conocía a nadie en Ciudad Juárez y se hizo amiga de la agente. Esta agente también invitó a Olga a su fiesta de cumpleaños ese día.

Estando en un bar festejando a la agente en su cumpleaños, estábamos muchos en una mesa, más de veinte personas, todos sentados, comiendo, bebiendo y cotorreando. En eso que llega Olga a la fiesta y saluda a la agente. Traía una minifalda café y sus piernas se veían muy bonitas y por supuesto ella también. Después de saludar a la agente, esta le dice, "Vete a sentar donde quieras", y en toda la mesa sólo había una silla vacía. Llega Olga y se sienta junto a mí, saluda a todos, voltea a verme y me dice, "Qué bonitos ojos tienes", *ufff*. Yo le dije, "Muchas gracias", y por dentro pensé, *esas piernas me las voy a cenar*. Tenemos más de 27 años casados, qué les puedo decir, estuvo rica la cena.

Durante nuestro noviazgo y los primeros años de casados, Olga siempre fue muy espiritual y yo seguía siendo muy ateo. La verdad se me hacía imposible que existiera Dios y simplemente no creía, no creía que pudiera existir nada espiritual, no me hacía sentido que existiera un Dios fuera de la materia, el tiempo y espacio, aún no lo comprendo, pero, por lo vivido, ahora sé qué existe. Olga iba a la iglesia y pues yo tenía que ir para que no fuera sola, no me la fueran a robar los marcianos. Era tan ateo que le decía a Olga: "Si viera a Jesús bajando del cielo a la tierra, aun así no creería, pensaría que es un extraterrestre con tecnología avanzada". Olga se entristecía pero era extremadamente paciente y eso siempre se lo voy a agradecer. Nunca se rindió conmigo a pesar de ser tan testarudo.

Después de un año de novios, un día que tenía el examen más difícil de la carrera, que era el último filtro, en el cual los maestros reprobaban al 90% de la clase, me dice Olga, "Te tengo que ver", va a mi casa y me dice, "Estamos embarazados", ¡íjuesu! Sentí que nos habíamos adelantado, pero pensé, pues qué bien, *voy a ser papá joven*. Olga estaba muy preocupada y llorando, yo no entendía esa parte, no somos los primeros ni los últimos, pero realmente era que a ojos de nuestras familias todavía éramos desconocidos: ni yo conocía a su familia ni ella a la mía.

Lo que hice fue hablarle por teléfono a mi mamá y platicarle. Puse mi voz de triste y le quise hacer como si estuviera llorando, pero la verdad no estaba, realmente no estaba triste, hasta me sentía emocionado. Mi mamá me dijo: "Pues qué no sabías qué pasaba cuando tenías relaciones". Le dije, "Pues claro, ma" y me dijo, "Entonces no la hagas de emoción y a cumplir como los hombres". Eso me relajó y le dije: "Aquí te paso a mí novia, se llama

Olga". A Olga le daba miedo y se puso muy nerviosa, no quería tomar el teléfono, pero lo tomó y habló con ella. No sé qué le dijo mi mamá, pero la calmó y ella me abrazó.

Nos fuimos a vivir juntos y un día le escondí pistas por toda la casa. Al final, en el congelador, encontró el anillo de compromiso y le pedí que se casara conmigo. Olga lloró y aceptó. Nos casamos por el civil en agosto de 1997 y Alan nació en enero de 1998, seismesino el chavo.

Por cierto, sí pasé el examen.

6 |

Alan y Alec

Cuando Olga quedó embarazada, yo quería que mi hijo naciera en El Paso para que fuera gringo, pero no teníamos dinero suficiente si era cesárea. Ella era gerente y yo trabajaba en el INM, pero costaba muy caro y nos hubiéramos tenido que endeudar mucho. Uno de los abogados que hacía trámites para extranjeros en el INM me ofreció trabajo en un despacho corporativo muy grande y acepté. Me cambié de trabajo, pero, cuando entras a trabajar como estudiante a un despacho de esos, no te pagan mucho, así que decidimos que nuestro hijo naciera en Ciudad Juárez.

Olga y yo acordamos que si era niño yo escogería el nombre, y si era niña, ella lo haría. Como fue niño, me tocó a mí. Siempre me gustó el nombre "Alan", así que propuse ese nombre y Olga estuvo de acuerdo. Yo quería tener tres hijos en total, pero después de tener a Alan, le dije a Olga, sólo quiero dos, y estuvo de acuerdo.

El Alan salió desmadroso y carnavalero como su padre. Recuerdo una vez que estaba en su cuna, tenía seis meses, y se ponía a llorar para que lo lleváramos a dormir a la cama con nosotros. Una noche le dije a Olga, "Ahí vamos a dejarlo que llore hasta que se duerma", porque siempre hacía lo mismo. Ahí estaba, llore y llore, hasta que de pronto oímos un madrazo súper fuerte y salimos corriendo a su cuarto. El Alan se había parado y brincado las barras de la cuna y estaba en el suelo (por suerte que su cuarto tenía alfombra y no se madreó tanto). Desde entonces nomás decía "a" y ya estábamos con él, nos traía en chinga.

Olga seguía trabajando y yo también y al Alan lo teníamos que llevar a la guardería. En el despacho me empezaba a ir mejor, pero todavía Olga necesitaba trabajar porque acabábamos de comprar nuestra primera casa. Yo siempre quise tener un hijo en el año 2000, se me hacía muy significativo: 2000 años después de Cristo. Paradójico, pues yo aún no creía en Él. Alan se había adelantado dos años, así que le dije a Olga que yo quería otro hijo y que naciera en el 2000 y estuvo de acuerdo y en mayo del 2000 nació Alec. Otra vez me tocó a mi escoger el nombre, porque fue niño. Curiosamente, tanto Olga como yo queríamos tener varones y así fue. Usamos un método que nos enseñaron en uno de los miles de retiros de la iglesia católica que me hizo tomar Olga y sí funcionó.

Por más retiros que tomaba, yo seguía igual de ateo y se me notaba. Un día una monja después de un retiro nos dice a todos, "Se les nota que les sirvió el retiro, todos se ven muy espirituales y felices…", voltea a verme a mí y me apunta con el dedo, "menos tú".

Cuando nace Alec ya estaba mejor en el despacho, ya teníamos posibilidad de que naciera en El Paso, pero no quisimos hacer diferencia con Alan y también nació en Ciudad Juárez. Después de dos años de nacido, decidimos que Olga dejara de trabajar en la maquiladora para que trabajara en la casa cuidando a Alan y Alec, y es la mejor decisión que hemos tomado. Olga educó excelentemente bien a mis hijos y por suerte le gustó trabajar en casa y no le fue tan difícil dejar de trabajar en la maquiladora, en la cual le iba muy bien.

Mi jefe del despacho y yo nos hicimos muy buenos amigos, era un tipo simpatiquísimo, incluso conoció a mis papás y ellos lo querían mucho, les caía súper bien. Siempre se reía y me decía, "Aarón, yo soy el único negro que tiene un esclavo güero", es que él era muy moreno. Después de dos años de trabajar con él en el área migratoria, me dijo, "Aquí ya no vas a poder seguir creciendo, te tienes que cambiar de área" y me cambié a corporativo e inmobiliario.

El socio administrador del despacho, único dueño y jefe de todo el despacho, era encargado de esas áreas. Empecé a trabajar con él y me fue muy bien, no me libré de algunos buenos regaños, pero todo bien, aprendí mucho. Cuando estaban chicos mis hijos, este nuevo jefe me recomendó que los metiera a estudiar la primaria en El Paso, lo platiqué con Olga y decidimos meterlos a estudiar allá.

Alan siempre fue muy hiperactivo y entró a todos los deportes, era muy bueno para todo. Recuerdo que en el torneo de la secundaria llegaron a la final en futbol; Alan era portero, el partido quedó empatado 3 a 3 y se fueron a penales. Alan tapó el último penal y quedaron campeones. En ese equipo de la secundaria había un delantero buenísimo que jugaba con Alan; recuerdo que le comenté a Olga, "Si a ese chavo lo entrenan, jugaría en primera", y ¿qué creen?, hoy juega en primera división en México. Alan también quedó campeón en futbol americano y en básquet llegaron a la final. Luego se fue a Francia estando en la universidad y vivió en París por un año escolar.

A Alec no le gustaron esos deportes, a él, aunque era más tranquilo de temperamento, le gustaban los madrazos y es muy disciplinado, así que entró al taekwondo. Estuvo ahí varios años hasta que llegó a cinta negra. Le fue tan bien que incluso clasificó para el torneo pre-olímpico del equipo olímpico de Estados Unidos, que fue en Fort Lauderdale, Florida. Alec aprendió francés muy bien cuando estuvo en Lyon.

Alan fue a la Universidad de Texas y terminó la carrera de finanzas y de ahí se fue a la Universidad de Minnesota y en el 2024 terminó la carrera de leyes en Estados Unidos (primer abogado gringo de la familia). Alan se casó con Melanie en el año 2022, y sigue muy feliz. Melanie es una muchachita muy linda que queremos mucho en la familia y estamos muy felices de que se haya casado con Alan.

Alec fue a la Universidad de Texas y se graduó de Ingeniería en Sistemas y está muy contento en su trabajo porque es un trabajo muy interesante y viaja mucho. Alec tiene a su novia que se llama Kristine, está feliz con ella. Kristine también es una muchachita muy linda que queremos mucho en la familia y estamos muy felices de que sea la novia de Alec.

Gracias a Dios, mis hijos están muy bien.

7

Monterrey, el inicio del proceso

Olga habla por teléfono al Hospital Universitario en Monterrey que es donde está el consultorio del doctor que nos dijeron que era el director del único Programa de Trasplante de Pulmón en México. Olga pensaba que le iban a dar cita hasta dentro de tres o cuatro meses y, para nuestra sorpresa, por casualidad se había cancelado una cita y nos dicen del consultorio: "La semana entrante tenemos una cita disponible".

A finales de octubre de 2022 llegamos a Monterrey para la cita con el neumólogo encargado de trasplantes pulmonares en México. Llegando al consultorio, el doctor me revisa y me hace un estudio para verificar la capacidad de difusión de monóxido de carbono (DLCO) y cuando ve el resultado me dice: "El resultado de este estudio en una persona normal es de 80%; en una persona que ya está muy mal y necesita trasplante pulmonar es de 40%. Tú das como resultado 9%, te tienes que quedar en Monterrey y entrar al Programa de Trasplante de inmediato. Ya no tienes mucho tiempo, otra crisis como la que acabas de vivir en Ciudad Juárez ya no la sobrevives".

Haciendo cálculos del tiempo que pasó entre cada una de las crisis anteriores, tenía hasta principios de abril del 2023 para la siguiente. Le digo a Olga: "Tenemos que regresar a Ciudad Juárez para dejar todo listo en el despacho". Ella no quería regresar, quería que ya empezara el programa, pero al final la convencí y regresamos, arreglamos todo, y nos fuimos a vivir a Monterrey.

Una de mis hermanas y su familia tiene un departamento ahí y ella, por casualidad, la siguiente semana se iba de viaje por varios meses a visitar a su hijo en Canadá. Gracias a Dios por la generosidad de mi hermana, mi cuñado y mis sobrinos, que siempre usaban ese departamento y decidieron prestárnoslo. También nos prestaron un auto para movernos, nos ahorraron mucho dinero y su apoyo fue increíblemente beneficioso para Olga y para mí.

La primera semana de noviembre de 2022 empecé el programa de estudios y rehabilitación para confirmar si era candidato para un trasplante pulmonar. Ahí conocimos a la Coordinadora de Trasplantes, nuestro nuevo ángel de la guarda (digo nuestro porque también era el de Olga). La verdad, es una persona maravillosa en toda la extensión de la palabra.

Por la falta de oxígeno, yo ya no podía caminar ni con la máquina de oxígeno, por lo que empecé a usar silla de ruedas. Me platica Olga que cuando fue a comprar la silla de ruedas se sintió muy triste por mi condición y una de mis hermanas le dio ánimos diciéndole que sólo era temporal y, gracias a Dios, así fue. La Coordinadora de Trasplantes me llevaba en mi silla de ruedas por todo el Hospital Universitario para que me hicieran todos los estudios, radiografías, gammagrama, tomografías, estudios de sangre, de orina y un sinfín de evaluaciones. Te revisan desde la punta del pelo hasta la mugre de las uñas; nomás nos volaba la greña por todo el hospital. Me daba pena que ella me llevara por las subidas y bajadas del hospital y yo nomás sentado.

El neumólogo nos explicó que el proceso de trasplante pulmonar es sumamente complicado y peligroso. Dijo: "Es un proceso de muchos estudios muy invasivos y dolorosos. Si todo sale bien, un comité de catorce doctores te va a entrevistar y entre nosotros vamos a decidir si eres candidato al trasplante. Si decidimos que no eres candidato, simplemente no eres candidato y no hacemos el trasplante; no puedes decidir tú que te la juegas y pedir que te hagamos la cirugía de trasplante a pesar de no ser candidato, nosotros decidimos y no puedes hacer nada al respecto. Si decidimos que eres candidato, quiero que sepas que la posibilidad de sobrevivir es de 50%". Muy positivo el pinche doctor.

El trasplante bipulmonar es una operación muy complicada, me comentaron que incluso más complicada que un trasplante de corazón. No obstante, creo que los doctores exageran un poco y la posibilidad de éxito depende mucho de las condiciones en las cuales se encuentre cada persona, de su fortaleza física, mental y espiritual. Aunque yo no tenía nada de fortaleza espiritual, con la fortaleza espiritual de mi esposa bastaba y sobraba: estoy convencido que su fe inquebrantable fue un factor muy importante en el éxito de mi trasplante.

Curiosamente no me dio miedo lo que me dijo el doctor, pensé, *pues 50% es muy bueno, mejor que 0% si no me hago el trasplante. Es un volado, pero siempre he tenido muy buena suerte.*

Los estudios fueron muy extensos, complicados y algunos dolorosos. Recuerdo que un día me tuvieron que hacer un cateterismo doble, pulmonar y cardiaco. Te sedan, pero no te duermen completamente porque tienes que apoyar en el quirófano con respiraciones. Al entrar al quirófano, yo me imaginaba todo silencio y tranquilidad, y nada, hay como veinte gentes entre doctores, doctoras, enfermeros, enfermeras, ayudantes, y se oye un escándalo. Hay pantallas con gráficas que no entiendo, y empiezan. Me dice un doctor que está junto a mí, "Respire profundo", y meten los catéteres por las venas de mis brazos: muy doloroso, aún con sedación.

El doctor está metiendo los catéteres y de pronto escucho al neumólogo que grita con su voz aguardientosa, "A ver, ahí métete un poco más, pero no mucho porque si te pasas se muere", y yo pienso, *espero que no se pase, doctor*, y escucho al neumólogo gritar: "¡Ya te pasaste!" *¡Me lleva la chingada!*, me quería levantar y agarrar a madrazos al doctor, pero estaba amarrado y medio sedado.

Lo bueno es que no me morí.

Así fueron muchos estudios muy complicados y yo seguía en el Programa de Rehabilitación, haciendo ejercicio, y me empecé a poner fuerte. Llegué a Monterrey en silla de ruedas y gracias al ejercicio que tenía que hacer en el Programa de Rehabilitación ya podía caminar, todavía con máquina de oxígeno, pero caminaba. Salía con Olga al súper y nos íbamos a diferentes eventos. Olga me veía tan mejorado que le preguntó a la Coordinadora de Trasplantes: "¿Será que todavía Aarón necesite trasplante? Lo veo muy bien". La Coordinadora de Trasplantes le explicó a Olga que era normal mejorar en condición con el ejercicio, pero que era un hecho que otra crisis ya no la sobreviviría.

8 |

CENATRA

Mis hijos y las hermanas de Olga y sus familias fueron a visitarnos en diciembre de 2022 y con algunos de ellos pasamos Navidad. Fue excelente tenerlos cerca y me daban ánimos de seguir. Después de muchos exámenes, consultas, revisiones y rehabilitación, el comité de doctores autoriza el trasplante bipulmonar.

Ahora, a empezar el proceso para que me incluyan en la lista de espera del Centro Nacional de Trasplantes (CENATRA) para después pedir autorización al seguro de gastos médicos para la cirugía que cuesta algunos millones de pesos, pero no es impagable. Si alguien tiene un diagnóstico de fibrosis pulmonar terminal en cualquier parte del país, yo les recomiendo ampliamente ver la opción de evaluarse en Monterrey para saber si son candidatos a un trasplante pulmonar. Más vale 50% que 0%.

Estábamos muy contentos porque ya estaba autorizado por el comité y después de muchos trámites me incluyeron en la lista de espera de trasplante pulmonar del

CENATRA y mis gastos médicos fueron autorizados. En todo ese tiempo, Olga siempre siguió orando en solitario, a través del grupo de WhatsApp, con sus compañeras del grupo de esposas cristianas-católicas y con toda persona que se le atravesaba en el camino: Le digo: "Tenías a medio México y Estados Unidos orando por mí". Esas oraciones, aunque yo mismo no lo creía, me servían mucho.

Yo seguía siendo muy ateo pero aun así oraba; aunque pensaba que nadie me escuchaba, seguía yendo a misa con Olga. Olga me llevó tres veces a que me pusieran los santos oleos y se enojaba porque le decía, "Ya me andaba cargando el payaso y tú llevándome con sacerdotes a que me pongan aceite" (ella le dice la "unción de los enfermos"). En esos momentos ya empezaba a creer (quería creer), porque cuando me decía Olga que hacían oraciones u ofrecían una misa o un rosario por mí, yo me sentía mejor. Creía muy poco pero hacía todo lo que me decía Olga para que estuviera tranquila porque sabía que su fe era inquebrantable y eso me hacía sentir confiado. A Olga no le dio miedo todo este proceso, ella estaba segura de que todo saldría bien.

Una tarde oramos juntos y me puse en las manos de Dios. Fue extremadamente difícil para mí decir "Señor, que se haga tú voluntad, yo quiero vivir, pero estoy preparado para lo que tú decidas que es mejor para mí y para mi familia". Realmente me puse en las manos de Dios y Olga también, aunque para ella no era difícil, ella siempre ha confiado ciegamente en Él. Ya no me quedaba de otra, pero aun así continuaba una pequeña duda en mi corazón.

Cuando te autorizan el trasplante no puedes orar ni pedir "que se muera alguien para que yo pueda vivir", tienes que orar por el alma de la persona que va a fallecer y, si es la voluntad de Dios, pedirle que se dé la posibilidad de un trasplante. Yo ya tenía varios meses de autorizado en la lista de espera del CENATRA y seguía en el Programa de Rehabilitación. La rehabilitación dura dos meses y yo estuve ahí cuatro meses y tres semanas, eso me ayudó mucho para lo que vendría después porque hice ejercicio de más, aunque hacer ejercicio nunca está de más.

Ahí conocí a dos personas que trasplantaron en 2022 y, conforme a la estadística fatídica del doctor, uno sobrevivió y el otro no. Pero no me dio miedo. También conocí a otras personas que habían recibido su trasplante pulmonar antes y estaban en el proceso de rehabilitación post-trasplante. Dos de los trasplantados me dijeron que la recuperación no dolía nada, que eso lo cuidaban muy bien los doctores, pero a mí me fue como en feria, a mí sí me dolió, y mucho. Ver a estas dos personas trasplantadas me daba mucho ánimo y sabía que me podía ir igual de bien que a ellos.

Cuando recién empecé el proceso de trasplante, también tuve la suerte de conocer al primer trasplantado del Programa de Trasplante Pulmonar en Monterrey. En ese momento él tenía siete años de trasplantado y se veía excelente y en este momento se sigue viendo muy bien y ya tiene más de ocho. Eso me daba mucho ánimo de seguir.

Es muy importante que las personas que están en proceso de trasplante conozcan a otros que ya han pasado por ese proceso, platicar con ellos para darse una idea de lo que viene y a lo que uno se enfrenta. La experiencia de cada trasplantado es muy diferente, lo que vive uno puede ser completamente contrario a lo que vive otro.

9

Medicina molecular

Aun cuando estaba en la lista de espera del CENATRA para el trasplante, seguíamos abiertos a cualquier posibilidad de medicina alternativa para evitar el trasplante, porque a pesar de que era el proceso científico que me daba esperanza de vida, una probabilidad del 50% es para pensarse. Nosotros buscábamos milagros: imanes, ir a bailar a Chalma y todo lo que se pudiera, pero nada funcionaba, sólo me faltó ir a ver a los brujos de Catemaco (a lo mejor esa era la respuesta, nunca lo sabré).

Uno de mis socios me recomendó que viera a un doctor de la Ciudad de México que practicaba "medicina molecular". No sé si eso realmente exista, pero le dije, "Va". Contacté al doctor de medicina molecular y le pedí que fuera a Monterrey a verme porque yo no podía viajar. El doctor fue a visitarme y me puso unos aparatos que son como unos toques de esos que te ponían antes en los bares, y me dio unos jugos que sabían a arándano; estaban ricos. Mi oxigenación subió de 89% a 93%. Olga y yo nos sorprendimos y yo dije, "A lo mejor esta es la solución".

Pasaron dos semanas y volvimos a llevar al doctor a Monterrey para que hiciera lo mismo conmigo, pero esta vez no subió mi oxigenación: quedé igual, no sentí mejoría alguna. Me dijo el doctor, "Si te quedas conmigo te puedo curar y te cobro *tanto*, pero no puedes seguir en el Programa de Trasplantes". Olga y yo lo platicamos, porque aceptar la propuesta del doctor significaba salirnos de la lista de espera y trasladarnos a la Ciudad de México.

Decidimos seguir en el proceso de trasplante. Decidí no arriesgarme (raro en mí). Este doctor estaba convencido de que podía revertir la fibrosis pulmonar, pero con todos los doctores que he platicado me han confirmado que la fibrosis pulmonar es irreversible y terminal.

10

Trasplante de pulmones

Una de las cosas más difíciles para mí fue preparar a Olga, decirle todo lo que tenía que hacer en caso de que colgara los tenis, lo cual era algo altamente probable. Aún más difícil fue decirle: "Si me muero, tú tienes que seguir por nuestros hijos. La vida no se acaba para ti, y si encuentras otro amor, adelante". Esto lo pensé muchas veces y realmente no lo quería decir. No la puedo ni imaginar con otro vato, pero le tuve que decir eso; fui sincero aunque me dolió hasta el alma.

La compatibilidad de los órganos debe ser tanto de sangre como de tamaño, por lo que mi caso se complicaba un poco más porque tengo un tipo de sangre no tan común. Una noche, estando en el departamento ya acostados, recibimos una llamada de la Coordinadora de Trasplantes: "Hay una posibilidad de trasplante, váyanse al hospital". En ese momento sí me dio miedo, pero le dije a Olga, "Bueno, a lo que venimos, Chencha". Nos estábamos preparando para ir al hospital cuando la Coordinadora de

Trasplantes nos habla de nuevo: "No son los pulmones adecuados, uno de ellos no funciona. Seguimos en espera". Por supuesto que de la adrenalina que se genera por la noticia, no duermes en toda la noche: yo sólo pensaba en si iría a sobrevivir o no.

Cuando va a haber un trasplante, un equipo de doctores procura los órganos hasta donde se encuentren, incluso puede ser en otra ciudad; los revisan al tomarlos del donador y, si pasan las pruebas que les hacen, los trasladan al hospital del trasplante; cuando llegan los pulmones al hospital donde se va a llevar a cabo el trasplante, el neumólogo encargado del programa y su equipo los revisa de nuevo y, si algo no funciona al 100%, los rechazan. El neumólogo me explicó que podría darse el caso de que yo ya estuviera anestesiado en el quirófano, listo para ser abierto, y si en ese momento fallaba algo, cancelarían la cirugía y me despertarían.

Seguimos en espera. Un día tenemos visita de los papás de Olga y algunas de sus hermanas y sus familias. Estamos de camino a almorzar en un restaurante en Monterrey cuando nos habla de nuevo la Coordinadora de Trasplantes y nos dice: "Hay una posibilidad de trasplante, váyanse al hospital". Ahí ya no sentí tanto miedo, sólo un poco. Me despedí de todos y nos fuimos al hospital. Ahí estuvimos esperando en la recepción por varias horas hasta que nos vuelve a marcar la Coordinadora de Trasplantes y me dice, "Estos no son tus pulmones, no estaban funcionando correctamente", otra falsa alarma y de regreso a la rutina.

Otro día la Coordinadora de Trasplantes le habla a Olga y le dice, "Olguita, hay unos pulmones, pero hay otra persona que está más grave que Aarón, pero Aarón es el siguiente en la lista del CENATRA, ¿lo podemos saltar para que operen a esta otra persona?", Olga voltea, me comenta lo que pasa, me pregunta y de inmediato le digo: "Que lo operen a él, yo me siento bien". Por casualidad, esos pulmones no eran para mí. Operan a esta otra persona y desafortunadamente no logra sobrevivir después de algunos meses luchando por su vida en el hospital.

Ya era marzo de 2023 y seguíamos en espera. Estábamos en el departamento preparándonos para dormir cuando nos habla la Coordinadora de Trasplantes y nos dice: "Hay una posibilidad de trasplante, pero todavía está muy verde. Con calma, váyanse al hospital por si las dudas". Yo pensé, *otra vez va a ser falsa alarma*. Llegamos al hospital y ahí esperamos. En ese momento sólo pensaba en el proceso tan increíblemente difícil que deben estar viviendo del otro lado los papás, parientes y seres queridos del posible donador. Debe ser algo horrible que les den la noticia de que su ser querido tiene muerte cerebral y que no hay nada que hacer y después que lleguen los doctores y personas que procuran los órganos en donación y les platiquen que su ser querido puede ser un ángel donador y salvar muchas vidas: la peor noticia de sus vidas y todavía ponerlos a decidir si quieren donar los órganos de su ser querido (en este caso de su hijo adolescente), autorizar por escrito a los doctores para que desconecten de la vida a su ser querido y permitirles tomar sus órganos para donarlos. ¡Qué decisión tan devastadora! Le doy gracias a Dios que estas personas decidieron honrar la decisión que en su momento este muchacho había tomado de ponerse en su licencia como donador y donar sus órganos dando vida a varias personas más (yo no fui el único receptor de órganos de ese donador). Deben haber sido doblemente difíciles los momentos de dolor que vivieron; Dios los bendiga siempre.

Desde antes de mi trasplante y todos los días que he vivido después, pido por el alma de mi donador y por el bienestar de sus papás, parientes y seres queridos, y espero poder seguir haciéndolo mientras viva.

Estando en espera, de pronto se acerca una enfermera y nos dice: "Lo tenemos que preparar, ahora sí va el trasplante". Sentí emoción y un poco de miedo; me despedí de Olga y me dijo: "Recuerda orar cuando despiertes, haz un Padre Nuestro o un Ave María, o si por alguna razón no puedes, sólo repite: *Jesús, Jesús, Jesús*". Me llevaron y me empezaron a preparar.

El **23 de marzo de 2023**, según mis cálculos faltando una o dos semanas para mi siguiente crisis, me operan y realizan el trasplante. La cirugía dura seis horas y media. Yo estoy dormido, así que no siento nada, pero es una cirugía muy complicada. Para mi sorpresa, en este tipo de cirugías no te abren verticalmente, es decir del pecho al estómago, sino que te abren horizontalmente, es decir de axila a axila; te parten en dos y *se te sale el alma*. Te quiebran el esternón para separar las costillas, rompen los cartílagos y por supuesto que muchos nervios se afectan y muchos vasos sanguíneos se rompen. Arquean la parte superior de tu cuerpo para poder entrar a desconectar los pulmones dañados, sacarlos y mandarlos a analizar.

Primero desconectan un pulmón, el más dañado, para que el otro pulmón siga trabajando y manteniendo tus signos vitales; después desconectan el otro pulmón y el trabajo pulmonar lo hace una máquina muy especial y sofisticada que se llama Oxigenación con Membrana Extracorpórea (*Extracorporeal Membrane Oxygenation*, ECMO). Después conectan el primer pulmón nuevo a los bronquios respectivos y siguen con el segundo pulmón. No puedo ni imaginar el trabajo tan difícil del cirujano, el neumólogo, el anestesista y todos los participantes para mantener al paciente con vida en ese proceso tan complicado y hacer todas las conexiones de los nuevos órganos en el espacio tan reducido: un verdadero milagro de la ciencia.

Durante el proceso me pasó algo muy extraño. Según yo, cuando me sacan de la cirugía de trasplante, escucho claramente a Olga hablar con el cirujano. Esta fue la conversación:

Cirujano.- Aarón esta grave y tenemos que operar y abrirlo de nuevo. No sabemos qué pasa, le dieron algo o tomó algo diferente a las medicinas que le dimos.

Olga.- No, doctor, lo único que tomó fue unos jugos que le dio un doctor de medicina molecular de la Ciudad de México.

Cirujano.- Pues eso debe ser, háblele a ese doctor y pregúntele qué le dio.

Un momento en silencio. Supongo que Olga le está marcando al doctor de la Ciudad de México.

Olga.- Doctor, dígame qué le dio a Aarón, acaba de ser trasplantado y está muy grave.

Silencio. Supongo que el doctor no quiere decir qué me dio.

Olga.- Doctor, ¡que me diga qué le dio! [al cirujano] Dice que le dio cortisona.

Cirujano.- ¿Por qué hizo eso? Ahora lo tenemos que operar de nuevo y lo más seguro es que el seguro de gastos médicos no les cubra la cirugía. Vamos a hacer que le cancelen su cédula a ese disque-doctor.

Recuerdo que sólo pensé, u oré, *Virgencita Desatadora de Nudos, que sí nos cubra la cirugía el seguro por favor*, y ya no recuerdo más de ese momento. No me importó estar grave, ¡yo sólo quería que el seguro cubriera la operación!

Después del trasplante todavía continué por dos días más conectado al ECMO. Después me diría el Neumólogo: "Tuviste vida extracorporal por dos días".

Al tercer día me empiezan a despertar; ahora sí que resucité al tercer día.

11

Nacer de nuevo

Al empezar a despertar, me pasa algo que no esperaba. Aun cuando los demás trasplantados me habían platicado sus experiencias, al vivirlo es muy diferente. Yo me había preparado mentalmente para muchas posibilidades (muchas cosas sí me pasaron y las pude sortear, pero también tuve sentimientos y sensaciones diferentes a lo que esperaba).

Estoy intubado, no puedo hablar, tengo la boca medio abierta y siento un frío muy intenso. Mis brazos están amarrados a la cama, veo mis manos y están moradas del frío.

Estoy naciendo de nuevo.

Veo que pasa uno de los doctores y se pone atrás de una máquina para manipularla (esta es la máquina de oxígeno de alto flujo a la que estoy conectado), le sube a algo y es ahí donde empieza mi tortura. Sentía un frío intenso en mi cuerpo, por fuera, pero mientras entra más oxígeno siento que están cocinando un caldo de res adentro de mi pecho: hiervo por dentro y me estoy congelando por fuera. Es una tortura, no sabes qué sentir, quieres decirle al doctor que pare pero no puedes hablar y quieres que eso acabe, te quieres mover pero no puedes; no es dolor, es suplicio y tortura. Pensé en ese momento: *si esto es el infierno, no se lo deseo a nadie.*

Creo que Dios me dio una probadita del infierno para que me ubicara.

Pensé: *supongo que quedé mal de la operación, quedé tonto,* porque tenía la boca abierta y no podía hablar ni moverme. Pensé: *este doctor me va a desconectar, espero que se apure el cabrón porque esto es un suplicio,* e inmediatamente después, *pero estoy pensando todo esto, entonces no quedé tan pendejo. Pinche doctor, estoy bien, veme a los ojos.* Estoy gritando en mi mente pero de mi boca no sale una palabra y el cabrón del doctor le sube más y más al oxígeno y yo sufro más y más y más.

Recuerdo que volteé para abajo para ver mi cuerpo, pa' ver cómo había quedado mi cicatriz de la cirugía, pero no la puedo ver: tengo parches en todo el pecho, de axila a axila, pero veo mis piernas, unas piernotas, parecían de futbolista. Pensé, *pues no quedé tan flaco como decían que iba a quedar, pinches piernotas que tengo.* Después me fijo más arriba y pinches chichotas que tengo, pensé, *pinche doctor, se equivocó y me puso chichis en vez de pulmones. ¡Me lleva la que me trajo!*

El dolor en el pecho es intenso, me duele mucho, parece que mis pechos se quieren salir y duele mucho. Creo que así les ha de doler a las mujeres que se ponen pechos: se siente muy feo y no se pasa el dolor. Aparte sigo sintiendo el infierno de frío por fuera y calor por dentro. No puedo hablar para pedir que me den algo para el dolor, no queda de otra más que aguantar.

Entran enfermeras y doctores y hablan. Yo los oigo hablar pero no entiendo bien lo que dicen. Me siento tan adolorido y tan en el infierno que no me da miedo morirme. Sólo pienso: *si voy a morir ojalá sea pronto para que acabe este sufrimiento.*

Para mí fue muy feo nacer de nuevo.

12

Primer encuentro

Estoy en mi cuarto de hospital en terapia intensiva y estoy viendo al doctor y al enfermero que están enfrente de mí cama. De pronto se abre una cortina de hierro de izquierda a derecha, dejo de ver al doctor y al enfermero y veo otro mundo: un encuentro que no esperaba.

Puedo verme a mí mismo, la cama en la que estoy acostado y todos los aparatos a los que estoy conectado, pero ya no veo al doctor ni al enfermero ni el fondo del cuarto. Sólo yo acostado en la cama de hospital con mil aparatos y alambres y esas personas extrañas que se me aparecen.

Soy consciente de dónde estoy, parpadeo muchas veces para volver a la realidad y no puedo, sigo viendo este mundo.

En ese mundo extraño que veo frente a mí hay muchas personas y parece que están peleando unas contra otras. Hay mucha confusión, es como si la gente buena del cielo y la gente mala del infierno estuviera peleando. Están en nuestro mismo mundo, pero no los podemos ver, están en otro plano y hay una guerra entre ellos: parece que se pelean por mí. Veo a personas de aspecto diabólico, tres de ellas con la piel verdosa y negra y traen pantalones y chamarras negras, *son unos demonios*. Cierro los ojos para ya no ver eso. Yo sé que realmente estoy en el hospital, mi mente lo sabe, pero mis ojos ven otra cosa.

No es como un sueño, lo veo.

Sabía perfectamente donde estaba y que eso que se me aparecía debían ser alucinaciones, pero no podía dejar de verlas. Lo veo realmente pero no escucho nada. Vuelvo a cerrar los ojos, los abro y sigo viendo lo mismo. Estoy acostado en la cama de hospital viendo a tres demonios.

Curiosamente estos demonios no me dan miedo. Están horribles y trato de voltearme para no verles la cara y que no me vean a mí, pero realmente no me dan miedo. Había una barrera entre nosotros. O eso sentía. Como ver una alberca llena de tiburones blancos y pirañas hambrientas: es horrible, pero si no te metes a la alberca no te pasa nada. Veía a esos demonios pero sabía que no me podían dañar ni acercarse a mí. No sé cómo lo sé, pero sé que esos demonios no me pueden hacer daño.

Veo a los demonios hablar con la gente mala, pero yo no escucho lo que dicen. Esta gente mala realmente se ve como gente normal, y los demonios la mandan a hacerme daño. Esta gente mala se acerca a mí en cámara rápida. No es un sueño, lo estoy viendo realmente y también me veo a mí mismo acostado en la cama. Estas personas se acercan a mí y desconectan mi oxígeno, mi suero, me cambian las medicinas y yo me empiezo a sentir muy mal, con mucho más dolor: siento que me muero.

No podía rezar ni orar de tanto dolor y tanta confusión. Empezaba a rezar en mi mente, *Padre cielo que estas en lo nuestro… no me acuerdo cómo rezar el Padre Nuestro*, después intento rezar un Ave María… pero tampoco me acordaba. De lo que sí me acordé fue de lo que me dijo Olga y repetí en mi mente, *Jesús, Jesús, Jesús* e inmediatamente vi a Jesús.

Está enfrente de mí, al pie de mi cama; Jesús, muy parecido al Jesús que vemos en las iglesias, pero no igual.

Se parece a las imágenes que he visto, pero es una persona muchísimo más poderosa y sin embargo yo sé que es Jesús. Se le ve una carga enorme sobre los hombros, como si estuviera cargando todo el mundo; mucho poder, demasiado poder, extremada e increíblemente poderoso. No es un hombre igual a nosotros, su poder es inconmensurable, infinito, cualquier palabra que diga es pequeña comparada con su poder.

No existen palabras para describirlo adecuadamente, parece un superhéroe, el brillo de sus ojos es intenso. No tiene cara de sufrimiento o de bondad como lo vemos en las imágenes y esculturas de las iglesias, se ve muy fuerte. Cuando lo veo no siento amor y me dan ganas de alejarme de Él, me da mucho miedo, tanto poder junto es atemorizador. Todo Él me da miedo, su cara es muy seria, su mirada es muy profunda, el brillo de sus ojos es intenso y sabes que te conoce, sabes que te conoce mejor de lo que tú mismo te conoces. Se me queda viendo fijamente y siento un escalofrío que me recorre todo el cuerpo; siento que si uno de sus cabellos me toca, me va a desintegrar por completo. No quiero que se acerque.

A pesar de que me causa miedo, sólo de verlo se me quita el dolor (no sé si por Él o por el susto) y todas las personas que me están haciendo daño desaparecen inmediatamente. Ver a Jesús causa un sentimiento similar al que debes de experimentar al estar en medio de una selva en África, solo, sin armas, y de pronto ver un tigre de bengala de trescientos kilos que también te mira. El tigre te ve fijamente, no esboza sonrisa alguna, no sabes si su mirada es de enojo o si sólo te está observando; no sabes si está a punto de atacar o simplemente te analiza. Es hermoso, pero da mucho miedo y por supuesto que no quieres que se acerque.

Se cierra la cortina de hierro de derecha a izquierda y vuelvo a ver al doctor y al enfermero, ambos siguen en el cuarto, platicando como si todo estuviera bien.

Supongo que esto duró unos minutos, pero no estoy seguro, perdí la noción del tiempo.

13

Vi a Dios

Pasan algunas horas, estoy en el cuarto de hospital, sigo en terapia intensiva. El doctor y el enfermero salen del cuarto y, de pronto, nuevamente veo esa cortina que se mueve de izquierda a derecha y detrás sigue ese mundo.

Ahora veo claramente a una persona envuelta en una luz extremadamente blanca, con una carga y poder muy parecidos al de Jesús. Se parecen físicamente, pero esta persona se ve más grande y ancha; demasiado poder, poder igual de infinito e inconmensurable que el de Jesús. Junto a esta persona está Jesús. Se parece al Jesús que había visto antes salvándome de los demonios, pero su cara es diferente en ciertos aspectos, aunque sé que es el mismo, el poder es el mismo y el brillo de sus ojos.

Enseguida de ellos veo a otra persona, se parece mucho a la persona envuelta en luz blanca, con demasiado poder, muy alto, fuerte y poderoso, pero no está envuelto en luz blanca sino que tiene un contorno brillante, amarillo y blanco, a su alrededor. En ese momento pensé, *a Jesús lo acompañan personas igual de poderosas que Él.*

No entendí entonces qué es lo que veía, pero ahora estoy convencido de que vi a la Santísima Trinidad, ¡VI A DIOS!

Soy privilegiado y no sé ni entiendo por qué. Aunque la explicación "científica" diga que fueron alucinaciones, yo realmente los vi; para mí no fue un sueño, los vi como veo a Olga, así de real y cerca. Su poder es indescriptible, complementario, total, impresionante. Vi a tres personas con un poder infinito pero sabía que eran lo mismo, la misma esencia.

Es muy difícil de explicar, pero es como si vieras tres vasos con agua. Los vasos son muy parecidos, pero sabes que cada vaso es diferente, sin embargo, si viertes el contenido de agua de los vasos en un recipiente, sabes que es lo mismo, que no podrías separar el agua de un vaso del agua de otro. Es la misma esencia pero son distintos.

Me queda clara la diferencia entre un sueño y lo que vi, y les aseguro que lo que vi no era un sueño. Me impresionó mucho lo que vi y, la verdad, después de ver esto, a mí no me queda duda de que existe algo más que lo que vemos en este mundo material: el mundo espiritual sí existe, se ve y se siente. Así que ahora sigo siendo católico, pero ahora sí estoy convencido, ahora sí que creo porque vi. ¡Dichosos los que creen sin haber visto!, les aseguro que son dichosos de no ver ese mundo.

No sé por qué, pero les aseguro que no sentí amor. Me confundo con lo que experimenté y viví, ya que siempre he escuchado que Dios es amor y amor es lo que menos sentía; sentía un miedo terrible, aunque también me sentía totalmente seguro. Es un sentimiento increíble y medio confuso, de miedo, pero también de extrema seguridad; estaba a salvo y me di cuenta que quien quiera que estuviera del lado de los demonios simplemente estaría perdido. No hay comparación con los que están del lado de Dios. Estoy seguro de que ellos van a ganar, es el lado correcto, no hay comparación, no son iguales, son de diferente naturaleza. Aunque los demonios también se ven de otra naturaleza, se ven más poderosos que los humanos, pero no son ni una hormiga comparados con el poder de Dios. A mí me quedó claro que ese mundo espiritual existe y que no es un juego.

Para comparar, es como si los demonios fueran un niño de cuatro años de esos muy latosos que son groseros con su mamá y su papá, que gritan y patalean y golpean a otros niños y golpean a sus papás, se portan horrible y nadie les dice nada. En comparación, Dios es un boxeador profesional. Entonces, imagínense que llega el boxeador y ve al niño latoso y le pega con todas sus fuerzas un gancho al hígado, luego un golpe a la quijada y remata con un volado de derecha, ¿se imaginan? Así de fácil podría ganar Dios una batalla contra el mal, pero no sería correcto: no son iguales, no son de la misma categoría, no son de la misma naturaleza. Lo despedazaría con el primer movimiento, pero no sería correcto.

Por eso creo que Dios no destruye a los demonios y sigue teniendo paciencia con los humanos, y espero que la siga teniendo y que todavía no regrese. Me dio tanto miedo verlo que aún hoy, cuando voy a misa y los católicos tenemos que repetir el Sacramento de Nuestra Fe ("Anunciamos tu muerte, proclamamos tu resurrección, ven, Señor Jesús"), a mí me da escalofrío sólo de pensar que pueda venir Jesús y pienso, *no saben lo que piden, no se imaginan ese poder y ese miedo que se siente al verlo.* Así que agrego a esa oración, en mi pensamiento, *pero todavía no vegas, por favor.*

14

Siguen las "alucinaciones"

Duermo un rato y cuando despierto veo mi cuarto, veo todos los aparatos conectados y otra vez la cortina de izquierda a derecha. Ahora hay frente a mí un solo demonio, su piel es morada con negro y también trae ropa oscura. Misma historia: no siento miedo, hay una barrera entre nosotros, no me puede hacer daño, pero manda a gente que se ve normal y se acerca a mí y desconecta mi oxígeno. Desconectan mi suero, cambian mis pastillas y me empiezo a sentir muy mal.

Otra vez intento orar pero no puedo recordar las oraciones y otra vez repito en mi mente, *Jesús, Jesús, Jesús*, e inmediatamente veo a Jesús, está en frente de mí, otra vez al pie de mi cama. Jesús: muy parecido a las dos veces anteriores, pero con diferencias en la cara. Yo sé que es el mismo que vi anteriormente, mismo poder impresionante, mismo brillo en sus ojos, mismo miedo; no amor, mucho miedo. Otra vez, al verlo, me siento bien y desaparecen las personas malas que me hacen daño, y se me quita el dolor.

Dejo de ver ese mundo y estoy en mi cuarto, en terapia intensiva y después de algunas horas me empieza a doler todo otra vez. Me duele hasta el alma, pienso, *¿no que no dolía?* y otra vez veo ese mundo. Ahora hay otro demonio, este es de piel roja con negro, muy feo y vestido con ropa oscura, se le ve mucha maldad en la cara, no lo quiero ver directamente y trato de voltearme, pero, misma historia, hay una barrera entre nosotros y no me da miedo. Este también manda gente que también me hace daño y estoy sufriendo. Yo sé que si repito el nombre de Jesús va a venir y se me va a quitar el dolor, pero era tanto mi miedo de verlo de nuevo que pienso, *me voy a aguantar a ver si se me pasa el dolor.* Trato de aguantarme lo más que puedo con tal de no llamarlo: prefería sufrir a verlo de nuevo.

Ya cuando no aguantaba, trataba de hacer otra oración, pero seguía sin poder, *Padre Nuestro…* y nada, *Ave María…* y nada. Ni modo: *Jesús, Jesús, Jesús*, e inmediatamente veo a Jesús frente a mí, muy cerca de mí, viéndome fijamente con sus ojos brillantes. Jesús: muy parecido a los anteriores, pero otra vez diferente, su cara es diferente, pero sé que es el mismo y otra vez, al verlo, se me quita el dolor y desaparecen las personas que están haciéndome daño.

15

La Virgen

Estoy tranquilo, tratando de racionalizar lo que acabo de ver y en eso regresa el doctor a mi cuarto y vuelve a manipular la máquina de alto flujo de oxígeno y empieza de nuevo mi tortura. Congelado por fuera, hirviendo por dentro, y en un momento más veo que se abre la cortina. Detrás hay gente normal que se acerca a mí en cámara rápida. Me dañan, no veo demonios, no alcanzo a hacer ninguna oración y de pronto veo a la Virgen. No sé qué advocación sería, nunca la había visto con ese vestido, pero sé que es la Virgen.

A ella la veo más lejos de mí y no me está viendo directamente, sino que parece estar llamando a alguien. Trae puesto un vestido color azul cielo con rayas blancas en forma de zeta. Estoy acostado en mi cama y la veo hacia arriba; ella no me da nada de miedo, es muy bonita, la piel de su cara se ve sumamente tersa y perfecta, se ve que es una mujer joven, su cara irradia paz, su vestido brilla en su entorno, es igual al brillo de la tercera persona que vi cuando según yo vi a la Santísima Trinidad.

Insisto, ella no me da miedo, siento paz y tranquilidad, ella no me ayuda directamente. La veo mover los labios como si le hablara a otras personas, pero yo no escucho nada y estas personas se acercan a mí en cámara rápida y me ayudan: vuelven a conectar mi oxígeno, conectan mi suero, me acomodan las pastillas y veo cómo las personas malas se van alejando, también en cámara rápida, haciendo daño por donde pasan.

Cuando conectan todo de nuevo, se me quitan todos los dolores.

16

Arcángel San Miguel

Puedo ver nuevamente el cuarto de hospital y dejo de ver el mundo espiritual. Estoy más tranquilo, recuerdo lo que acabo de ver y pienso, *ojalá pueda volver a ver a la Virgen. ¡Qué paz tan increíble sentí, a ella sí la quiero ver de nuevo!*

Pasan algunas horas y yo sigo intubado y conectado a muchas máquinas. Estoy probando cuánto me puedo mover, pero no puedo y pienso, *ojalá no se me aparezcan más demonios o gente que me haga daño*, y de pronto otra vez empiezo a sentir mucho dolor y veo a las personas en cámara rápida quitándome el oxígeno, el suero y las pastillas. Empiezo a sufrir. Otra vez no alcanzo a orar, pero ahora frente a mí hay otra persona, la envuelve una luz rojiza fuerte y si bien su piel no es roja, parece ser roja por la luz que lo envuelve. Veo que trae puesta una armadura gris con negro y rojo y el color rojo es igual al color de la piel del último demonio que vi; su cara es muy bella, también tiene un poder increíble, aunque inmediatamente noto que es un poder menos potente que el poder de Jesús, pero de la misma naturaleza. También me da miedo, no sé quién es, no le veo alas ni espada, sólo veo a la persona envuelta en luz rojiza y con demasiado poder.

Después de haber salido de la cirugía, cuando por fin pude ir a misa en Monterrey, vi una figura del Arcángel San Miguel: los mismos colores que había visto, el rojo intenso, la armadura gris con negro y rojo. Yo lo vi sin alas ni espada, pero con mucho poder.

No se ve su cara como la de la imagen que vi en la iglesia, es diferente, los rostros que yo vi de la Santísima Trinidad y del Arcángel San Miguel no son rostros tan delicados o sufridos como se ven en las iglesias, sus rostros son rostros vivos de personas muy fuertes y se ven extremadamente poderosas; se les nota el poder y la fuerza en cada gesto.

Esta persona no me ayudó directamente, esta persona mandó a cuatro personas que parecía ser sus ayudantes. Eran unas mujeres de unos setenta años, traían lentes oscuros y llevaban un escudo de mi tamaño. El escudo parecía ser de metal, era gris oscuro y tenía unas letras C, rojas, con una raya vertical, roja, que las atravesaba por la mitad. Estas personas ponen el escudo arriba de mí y en ese momento se me quita el dolor.

Los católicos hacemos una oración al Arcángel San Miguel que dice: San Miguel Arcángel, con tu luz ilumínanos; San Miguel Arcángel, con tus alas protégenos, San Miguel Arcángel, con tu espada defiéndenos, amén.

Yo ahora la digo así: "San Miguel Arcángel, con tu luz ilumínanos; San Miguel Arcángel, con tus alas *y con tu escudo protégenos*; San Miguel Arcángel, con tú espada defiéndenos. Amén".

A mí me protegió con su escudo.

17

Ángel de la guarda

Al siguiente día estoy tranquilo en el cuarto y regresa el doctor a visitarme. Me pregunta cómo me siento y le hago señas de estar bien. Empieza, entonces, a moverle a la máquina de oxígeno. Yo nuevamente siento mi cuerpo congelado y mi pecho empieza a hervir conforme el doctor aumenta el oxígeno. Mucho sufrimiento y nuevamente se abre la cortina. Otra vez aparecen las personas malas haciéndome daño, esta vez tampoco puedo orar.

Ahora veo a una persona muy bronceada, casi dorada, y está vestida de blanco y su ropa es brillante. Es una persona muy bella y tampoco me da miedo, siento confianza y veo que manda gente buena a ayudarme y otra vez se me quita el dolor y me siento bien.

No sé quién era, nunca he visto a nadie parecido y no tiene alas; me gusta pensar que era mi ángel de la guarda. Ya me siento mejor y realmente deseo no volver a ver nada de ese mundo: no lo entiendo, me da miedo y me queda claro que es real.

Sin embargo vuelve a abrirse la cortina y empieza el dolor muy fuerte. Otra vez veo a la gente mala, ahora puedo ver cómo vienen de un edificio que están remodelando enseguida del hospital y pasan haciendo el mal, tumbando los anuncios de precaución, cambiando tornillos por clavos, empujando a los trabajadores para que caigan. Vienen hacia mí, a hacerme daño. Me duele todo otra vez, ya no aguanto y repito en mi mente, *Jesús, Jesús, Jesús*, e inmediatamente veo a Jesús frente a mí, al pie de mi cama.

Jesús: muy parecido a como lo había visto anteriormente, pero diferente, su cara es diferente, esta vez no tiene bigote, sólo barba, pero sé que es el mismo, el brillo de sus ojos es el mismo, y otra vez, inmediatamente, al verlo, se me quita el dolor y desaparecen las personas que estaban haciéndome daño.

Se cierra la cortina. Sigo en mi cuarto.

18 |

Reencuentro y verme de frente

Sigo intubado, pero ya estoy un poco mejor. Me asomo por la ventana del cuarto y veo, por primera vez después de la operación, a Olga y atrás de ella a mis suegros. Me da mucha felicidad verlos, pero no puedo decirles nada, no puedo hablar.

Olga se ve feliz. Pobre, la tensión que vivió ella fue mucho peor que lo que yo pasé; ella recibía las noticias y las comunicaba a la familia y al grupo de oración para que supieran cómo había salido y para que siguieran orando. Escucho que mi suegro me dice algo así como, "¡Perdió el Cruz Azul!", pobre, le va al Cruz Azul y siempre pierde. Mi suegro sabe que mi equipo favorito es Pumas, pero ahora que volví a nacer cambié de equipo y le voy a Tigres en honor al donador y a las eminencias del equipo médico que me trasplantó. Escucho que Olga me dice: "Te dije que Dios siempre tiene la última palabra".

Olga y mis suegros están un rato fuera del cuarto, hablan y entiendo lo que dicen, ya no están amarrados mis brazos y puedo levantarlos y contestarles a señas. Sigo en terapia intensiva y aún no pueden entrar al cuarto. Se van y yo sigo acostado. En terapia intensiva normalmente hay un enfermero o enfermera cuidándome, pero en ese momento me dejan solo y se van a comer. La puerta está cerrada y de pronto empiezo a escuchar todo lo que hablan los del personal médico, que están comiendo en una cafetería muy lejos de donde yo estoy. No sé qué pasa con tus sentidos cuando estás en situaciones de extremo estrés, pero era como si mi oído fuera de supermán, podía escuchar todo perfectamente a pesar de la distancia.

De pronto se abre la cortina de izquierda a derecha y ahora sólo me veo a mí. No es un espejo, frente a mí estoy yo. Me veo de frente, entero y exactamente igual: las manchitas que tengo en la cara, todo igual; soy yo y también me da mucho miedo. Ese yo se acerca a mí y quiere metérseme dentro, es como si ese yo fuera mi alma y yo soy el cuerpo acostado en la cama. Me da mucho miedo. Ese yo se acerca tanto a mí que con mi brazo intento y logro mover la cortina de derecha a izquierda y me dejo de ver. En eso entra el enfermero al cuarto y me dice: "No mueva el brazo o lo tengo que amarrar de nuevo".

Se sale el enfermero del cuarto y de nuevo se abre la cortina y me vuelvo a ver. Soy yo, no es un espejo. Se siente muy feo verte a ti enfrente de ti, es una sensación horrible, no entiendes qué pasa, sabes que eres tú, ¡te estás viendo parado al pie de la cama!

Volteo hacia abajo y sigo viendo mi cuerpo acostado, este soy yo y el que está parado se acerca a mí para meterse en mí. Trato de cerrar la cortina pero no lo consigo y yo se mete en mí. Siento bien feo. No veo la cortina moverse, pero de repente ya estoy viendo el cuarto y en eso entra el enfermero nuevamente y me pregunta, "¿Se encuentra bien?", y no le contesto nada. No podía hablar de la impresión.

Cuando he visto películas de gente que experimenta la muerte, sus almas salen del cuerpo y pueden ver su cuerpo acostado en la cama. A mí me pasó al revés: yo seguía en la cama y vi a mi alma tratando de regresar a mi cuerpo.

19 |

Virgen Desatadora de Nudos

Al siguiente día me visitan varios doctores que parti-ciparon en mi cirugía y me dicen que si sigo bien me van a extubar.

Para esa tarde sigo bien y me extuban. Se siente bien gacho, el tubo empieza en tu boca y llega hasta tu estó-mago, no sé cómo le hacen para meterlo hasta adentro. Empiezan a sacarlo y siguen y siguen y te desesperas, hasta que por fin sale: ¡un méndigo tubote! Pude cerrar la boca; no quedé tonto, bueno, no tan tonto. Trato de hablar y hablo muy bajito pero ya puedo hablar. Están ahí los doctores y parece que todo va bien. Se retiran los doctores del cuarto y a dormir.

Pude dormir muy poco, estaba pensando en todo lo que vi y sentí, estaba impresionado, no sabía si contarlo, no quería que pensaran que quedé loco. Pienso, *si dicen que estoy loco, les digo: "¡Yo sé que fueron alucinaciones!,* aunque en realidad yo sé que no lo fueron. Realmente lo vi y lo sentí, para mí sí existe, para mí no es un cuento y mucho menos un juego.

Al siguiente día me visita Olga y mis suegros, y platican unos veinte minutos conmigo, ya los dejan entrar al cuarto. Todo va mejor, pero cumplido el tiempo de visitas tienen que salir del cuarto. El neumólogo me visita más tarde y me dice: "Lo veo medio preocupado, supongo que es por lo que pasó". Yo pensé en la plática que había escuchado entre Olga y el cirujano respecto a la medicina que me había dado el doctor de la Ciudad de México. Me pregunta el doctor: "¿Dónde está su esposa? Tengo que hablar con ella de lo que pasó". Le digo, "No sé doctor, acaba de salir, supongo que sigue en el hospital", y me responde, "Bueno, la voy a buscar".

Durante el día y la noche a veces veía que la cortina se quería abrir, pero yo me volteaba, cerraba y abría los ojos y hacía lo que podía para que no se abriera; no quería volver a ver ese mundo. Al día siguiente me visita Olga y le digo, "Te escuché hablar con el cirujano cuando salí de la operación", y me responde Olga, "Qué bueno que me escuchaste".

Le digo: "Te anda buscando el neumólogo, quiere hablar contigo de lo que pasó".

Me dice: "¡Qué raro! Aquí he estado afuera y el otro neumólogo es quien me pasa el reporte de tu condición".

Le digo: "Pues te anda buscando, ha de ser para ver el asunto del doctor de la Ciudad de México, tú dile que ese doctor no me dio nada para que sí nos cubra el seguro".

Me dice: "Ok, tú no te preocupes, yo me encargo".

Me quedo un poco más tranquilo.

Le pregunto: "¿Cómo me fue en las dos operaciones que me hicieron?"

Me dice: "Todo muy bien".

Por la conversación que escuché entre Olga y el cirujano, al momento de salir del trasplante yo supe que me habían vuelto a operar aunque nadie me lo había dicho.

Se hace noche y la cortina queriendo abrirse y yo haciendo hasta lo imposible para evitarlo. No me gustaba ver ese mundo; logro mantenerla cerrada. El dolor sigue, es intenso, me acuerdo de los trasplantados que me dijeron que no dolía: me mintieron, o a ellos no les dolió. A mí sí me dolió mucho después de la operación. En ese momento no sabía que cada trasplante es distinto y cada uno vive experiencias muy diferentes.

Al día siguiente la visita de Olga es de veinte minutos; estoy mejor cada vez. Se va Olga, más tarde entra el neumólogo al cuarto y me dice que voy mejor. Vuelve a preguntarme: "¿Y su esposa? Tengo que hablar con ella de lo que pasó".

Le contesto: "Pues no sé doctor, yo aquí estoy conectado a esta cama. Ella estaba aquí hace rato y salió del cuarto. Supongo que fue a comer algo".

El neumólogo me responde: "Ok, le dice que la ando buscando".

Más tarde le permiten a Olga entrar a verme de nuevo.

Le digo: "Te sigue buscando el doctor, quiere hablar contigo de lo que pasó. Ya sabes, tú diles que el doctor de la Ciudad de México no me dio nada y que el seguro nos tiene que cubrir".

Me dice Olga: "¿Pero el neumólogo qué tiene que ver con el doctor de la Ciudad de México?"

Le digo: "Pues lo que te escuché hablar con el cirujano después de mi primera cirugía. Dijo el cirujano que no nos iba a cubrir el seguro porque el doctor de la Ciudad de México me dio cortisona".

Me dice Olga: "¡De que estás hablando!"

Yo le contesto: "De lo que te dije que te había escuchado hablar con el cirujano".

Me dice: "Pero yo nunca he comentado nada al cirujano sobre el doctor de la Ciudad de México".

Yo le digo: "Pero ayer me dijiste que qué bueno que te había escuchado hablar con el cirujano".

Olga me dice: "Ah, sólo te seguí el rollo, supuse que estabas alucinando".

Le respondo: "¿Qué?"

Para ese momento yo todavía no le contaba a Olga de mis "alucinaciones".

Olga responde: "Sí, eso nunca pasó".

Contesto: "¡QUÉ!"

Estoy confundido, *entonces, ¿no pasó?,¿entonces no hay problema con el seguro?* Me pongo feliz, confundido pero feliz, y le pregunto, "¿Entonces tampoco me operaron dos veces?", y me dice, "Ah, no, eso sí pasó. Después de la cirugía del trasplante, como a la hora, me buscaron los doctores y me dijeron que tenía que firmar la autorización para una segunda cirugía porque te estabas desangrando y no sabían dónde estaba la hemorragia. Te tenían que abrir otra vez completamente y cauterizar en todos lados. Esa fue la única vez que sentí mucho miedo de que no salieras vivo". Entonces sí me habían hecho dos cirugías, pero fue por diferentes razones a las que yo pensaba.

Todo esto fue muy extraño. Después de eso el neumólogo no regresó a verme ni a buscar a Olga y eso quedó sólo como anécdota. No le quise preguntar para qué buscaba a Olga, ¡capaz que se acordaba y no nos cubriría el seguro!

Seguramente pasó como dijo Olga. Digo, así pasó para todo el mundo, pero para mí fue diferente. En mi muy personal punto de vista, yo realmente creo que la Virgen Desatadora de Nudos me hizo el milagro y cambió la realidad. Me hizo el milagro de interceder por mi para salvarme y que no me afectara de ninguna manera lo que me dio el doctor de la Ciudad de México y cambió de alguna manera la realidad de todos para que la segunda operación fuera por la hemorragia (que nunca supieron en dónde se originó ni cómo la cauterizaron) y no por lo que había tomado.

Tengo que ir nuevamente al santuario de la Virgen Desatadora de Nudos a poner el listón de color agradeciendo el milagro de mi sanación, y de paso el milagro de que me cubriera el seguro. Aun cuando la Virgen que yo vi durante mis "alucinaciones" no vestía igual a la que aparece en la advocación de la Virgen Desatadora de Nudos, me gusta pensar que fue ella.

20 |

La recuperación

A los cuatro días de la operación ya me querían pasar a cuidados intermedios. Ya estaba mejor, no fue necesario hacerme traqueotomía, aunque seguía con mucho dolor; iba mejorando.

No me podían cambiar de cuarto porque todos los cuartos de cuidados intermedios estaban ocupados y seguí en terapia intensiva. Bañarme e ir al baño era una verdadera tortura, me dolía hasta el pelo. Le digo a Olga, "Diles a los del grupo de oración que muchas gracias por sus oraciones durante la operación, pero que ahorita es cuando más los necesito".

Hubo dos ocasiones que me hicieron entender esa frase de "la vida pende de un hilo". En esas dos ocasiones *sentí* ese hilo, no me quería mover ni un centímetro para que no se fuera a reventar y hasta ahí llegar. Esos momentos fueron complicados, pero les aseguro que cuando Olga les pedía en el grupo que oraran por mí, yo me sentía mejor:

en ese grupo había algunos a lo que Dios les hace mucho caso, me ayudaban enormemente.

Al sexto día por fin me cambian a cuidados intermedios, y qué bueno, porque decían que si estaba siete días en terapia intensiva me tenían que hacer la traqueotomía. En cuidados intermedios empiezo a mejorar. Van los terapeutas al cuarto para que hagas ejercicio y tú no quieres mover ni un dedo, te duele todo, pero es muy importante hacer tu máximo esfuerzo para poder empezarte a recuperar.

Me siento extraño, mis nuevos pulmones hacen cosas que yo no controlo, por ejemplo toso sin querer toser, saco flema sin que el resto de mi cuerpo haga nada para sacarla: siento como si tuviera un extraterrestre dentro de mí. En una de las visitas del cirujano le platico esto y me dice: "Pueden pasar dos cosas: que el resto de tu vida sigas sintiendo un alien adentro de ti, o bien te acostumbras y ya no sientes nada, como si los pulmones fueran tuyos".

Le platico a Olga y me dice: "Haz una oración de bienvenida a tus nuevos pulmones"; Olga para todo era, "Haz oración", dicen los doctores que siempre que entraban a mi cuarto Olga estaba haciendo oración. El caso es que a mí se me hacía muy tonto hacer ese tipo de oración, hablarles a unos pulmones y darles la bienvenida, ¡son unos órganos, no creo que entiendan!, pero yo había decidido que en todo lo espiritual iba a hacer lo que dijera Olga aunque no le entendiera o no estuviera de acuerdo o no lo creyera.

El caso es que hago la oración dando las gracias a mis pulmones anteriores por todo lo que vivieron conmigo y dándole la bienvenida a los nuevos pulmones. Como magia, a partir de ahí, y hasta este momento, he sentido los nuevos pulmones como si fueran míos.

Después de varios días me pasan a un cuarto regular. Hubo días y noches complicados, dolorosos. Recuerdo en particular una noche en que el dolor era tan intenso que tuvo que ir el anestesiólogo y ni con anestesia se me pasaba el dolor. Se me salían las lágrimas del dolor, pero era un dolor del cuerpo, no interno, sabía que sólo era dolor y que mi vida no estaba en peligro, en esos momentos no sentía que mi vida pendía de un hilo como anteriormente, era diferente a la vez que sí lo sentí.

Era cuestión de tener paciencia, esperar a que pasara el dolor, y seguir orando. Olga dormía en mi cuarto y estábamos siempre juntos y eso me daba mucha tranquilidad.

21

Trabajo y cirugías adicionales

En cuanto pude, agarré mi computadora y a trabajar, que esto no se paga solo. Olga se enojó porque estaba trabajando y me acusó con el neumólogo auxiliar, pero ese neumólogo le dijo, "Déjelo, eso lo mantiene ocupado y trabaja su cerebro", así que a trabajar.

Trabajaba lo que podía, me cansaba pronto. Comía muy poco, con una cucharada de arroz ya estaba lleno; no podía comer y estaba muy flaco. Me habían dicho que iba a bajar más de veinte kilos pero bajé como diez. Parecía de esos monos cabezones que ponen en los tableros de algunos autos y mueven la cabeza para todos lados. Me daban proteína liquida, me dijeron los doctores que poco a poco y comiendo proteína me iba a empezar a recuperar. Me dijeron que la proteína era como ladrillos que necesitaba mi cuerpo para reconstruirse por dentro. Cuando te despiertas no recuerdas ni cómo comer, es muy complicado despertar, al menos lo fue para mí.

Quedé muy bien de los pulmones, pero me duele mucho el pecho, no me puedo parar por mucho tiempo, duele mucho. Me quejo de ese dolor y en una de las visitas el cirujano me manda a hacer radiografías y resulta que la placa de titanio que me habían puesto para unir el esternón que habían quebrado se reventó y tenía las costillas rotas, por eso dolía tanto. Otra operación: me cambian la placa de titanio y ponen doble placa de titanio.

Sigue el dolor y le informo al cirujano, quien nuevamente me manda a hacer una radiografía y otra vez están reventadas las dos placas de titanio. Otra operación: quitar la doble placa de titanio y en esta ocasión poner un aparato que limpia y desinfecta porque me comenta el doctor que tengo infección y hasta que se quitara la infección me podrían volver a operar para poner unos alambres de acero, ya que las placas de titanio no me funcionaban.

Después de varios días con el aparato para quitar la infección, me operan de nuevo y me ponen los alambres de acero y ahora sí quedo bien. Yo me preparé física y mentalmente para una operación y me operaron seis veces. ¡Qué bueno que hice mucho ejercicio antes de las operaciones!, me sirvió para aguantarlas. Por fin, me dan de alta después de un mes en el hospital. El 22 de abril de 2023, por fin puedo salir.

22

Empezar de nuevo

O lga y yo, felices. Nos vamos del hospital y hasta me toman fotos los doctores; todos estamos contentos, nos vamos al departamento, a empezar de nuevo. Alan, Alec y Melanie otra vez nos pueden visitar y estamos felices.

Muy poco a poco empiezo a valerme por mí mismo: bañarme solo, caminar solo, cada día un poco mejor y cada día haciendo más cosas. Vamos al Hospital Universitario a citas y estudios y todo va bien. Durante una de esas visitas me entero de que mi donador fue un muchacho muy joven que tuvo un accidente automovilístico. Desafortunadamente, conocer a sus papás o parientes no está permitido por el protocolo que existe, pero yo me sentía muy agradecido con mi donador y también con sus papás, parientes y seres queridos porque fueron ellos quienes decidieron donar los órganos a pesar de los momentos difíciles en los que se encontraban. Es una sensación de agradecimiento total; hasta el día de hoy pido por el alma de mi donador y pido por el bienestar de sus seres queridos.

Después de enterarme de cómo había fallecido mi donador, como a las dos noches, tengo un sueño muy real. El sueño no es como las "alucinaciones" que había tenido en el hospital, esta vez sé perfectamente que es un sueño, sé la diferencia. Voy en un auto a alta velocidad, yo voy manejando y siento que el auto se jala para el lado izquierdo, derrapa sobre el pavimento dando vueltas, golpea contra un muro y en ese momento me muero. Inmediatamente me despierto de golpe, agitado, y le platico mi sueño a Olga.

Poco tiempo después nos juntamos a comer con otras personas trasplantadas para platicar de nuestras experiencias. Le platico a una de las personas trasplantadas de mi sueño y me dice: "A lo mejor no lo soñaste, a lo mejor lo *recordaste*. A mí me pasó lo mismo con mi donador, pero yo lo soñé antes de saber cómo había fallecido y, cuando me enteré cómo había fallecido, fue exactamente como lo había soñado". Definitivamente se crea una conexión entre el donador y el receptor; no sólo recibes órganos, recibes el ácido desoxirribonucleico (ADN) de una persona, se mezcla con el tuyo y se forma un vínculo inexplicable. Te sientes agradecido siempre, cada día que despiertas, con cada respiración, siempre quieres agradecer; aprecias el despertar de cada día, de cada momento.

Dice Olga que he cambiado para bien, espero que así sea. Sin duda me hice más paciente, muuucho más, y trato de no ser enojón ni desesperado como antes, aunque a veces regresa ese Aarón de antes.

Cuando me ven las personas que saben por lo que pasé, me dicen, *"Te ves muy bien, no parece que te hayan operado"*, y gracias a Dios sí me siento muy bien. También me dicen, *"Por algo sigues aquí, tienes que hacer algo"*, pero les aseguro que no sé por qué sigo vivo. No sé si fue ciencia, coincidencia o milagro. Pero me gusta pensar que fueron muchos milagros y que gracias a las oraciones, a la ciencia actual y a los doctores que me operaron sigo viviendo en este mundo y tengo la oportunidad de comenzar de nuevo.

23

Conclusión personal

Lo que sí me queda muy claro es que el mundo espiritual es real, no es un cuento, no son mentiras y definitivamente no es un juego. Ese mundo sí existe. Aunque yo mismo, con el paso del tiempo, de pronto dude, recuerdo lo que vi y vuelvo a estar seguro de su existencia. Estoy convencido de que lo que vi era real y no alucinaciones, pero creo que cada persona en este mundo tendrá la oportunidad de vivir su propia experiencia y decidir qué creer.

Para mí, Dios va a prevalecer y su palabra se va a cumplir siempre, no tengo la menor duda y estoy seguro al 100% de que si repito el nombre de Jesús, Él está ahí, siempre está, nunca deja de estar. Está con todo su poder, sólo que no lo podemos ver. Jesús te ayuda, aunque si lo vieras como yo lo vi creo que también te daría miedo. Por alguna razón no se nos permite ver ese mundo espiritual y creo que es para nuestra propia protección.

Esta experiencia me ha dejado sentimientos encontrados. Antes, para mí la vida era mucho más básica: naces, creces, te reproduces y mueres, como nos enseñaban en la primaria; ahora estoy seguro de que al morir sigue la vida y ahora trato de ser mejor persona, por lo vivido pero sobre todo por el miedo que sentí al ver a Dios. No es un juego y yo no quiero perder la oportunidad de estar al lado de Dios tras dejar este mundo; te aseguro que tú también querrías estar a su lado.

En el mundo espiritual las reglas son diferentes, tus necesidades son diferentes. Cosas por las que harías un máximo esfuerzo en este mundo realmente no tienen la menor importancia en el mundo espiritual, no sé cómo lo sabes, pero cuando ves ese mundo simplemente lo sabes. Sabes que lo mejor que puedes hacer en este mundo es llevar una vida lo más recta posible y agradecer siempre a Dios, cada mañana, cada noche y durante el día, y ponerte siempre en sus manos, realmente darle el control de tú vida. Como dije antes, creo que cada persona, en su momento, tendrá su propia experiencia y decidirá qué creer.

Trasplantes
y donación

Los que hemos recibido un trasplante de pulmones del programa establecido en Monterrey hemos comenzado a trabajar para constituir una asociación para ayudar a personas con un diagnóstico de fibrosis pulmonar terminal o cualquier otro diagnóstico pulmonar terminal; la intención es ayudar a saber si son candidatos para un trasplante o no, y brindarles apoyo tanto económico como procesual pre, durante y post trasplante.

Existen muchas personas diagnosticadas con fibrosis pulmonar terminal en todo México y su esperanza de vida es corta. Normalmente los doctores les confirman que es una enfermedad terminal y muchas de estas personas no saben que existe la posibilidad de un trasplante que puede salvar su vida. Es muy importante difundir le existencia del Programa de Trasplante Pulmonar en México, promover que es accesible y que puede salvar muchas vidas.

También queremos constituir dicha asociación para concientizar a todo el país sobre la importancia de la donación de órganos, pues esto salva las vidas de muchas personas: sin donador no hay trasplante, ni programa, ni vida. Queremos trabajar para crear un protocolo de posibilidad de donación siempre que se presente una oportunidad, respetando la decisión final de los padres, hijos, parientes o seres queridos del posible donador.

Termino este libro cuando ya ha pasado un poco más de un año de mi trasplante. Desde abril de 2023 yo estoy viviendo tiempo extra gracias a Dios, al donador, a su familia, a los doctores, al personal médico del Programa de Trasplantes y a todas las personas que oraron por mí, pero muy en especial gracias a Olga, Alan, Alec, mi familia y la familia de Olga, que siempre estuvieron muy pendientes. Estoy convencido de que sin Olga y sus oraciones no hubiera sobrevivido.

Actualmente voy al gimnasio siempre que puedo, al menos tres veces por semana. Me siento muy bien, fuerte, y sigo trabajando. Después de mi trasplante, el neumólogo me dijo: "Ahora sí no sabemos cuánto tiempo más vas a vivir, pero puede ser que vivas mucho más tiempo que yo o que mucha gente que hoy se encuentra sana". Escucharlo me dio mucha alegría, pero después de lo vivido sé perfectamente que cualquier día puede ser el último, cualquier día y cualquier persona se puede sacar la rifa del tigre. Desde que nacemos entramos al sorteo de la vida. Puede ser que vivas una larga y feliz vida sin mayores complicaciones, pero también, en cualquier momento, te puede tocar ganarte la rifa del tigre sin saberlo, merecerlo o entenderlo. Nadie está exento de ganarla, así que ahora cada día lo vivo feliz y agradecido y trato de disfrutarlo al máximo. Ahora disfruto mucho el presente y he dejado de preocuparme demasiado por el futuro.

Donde vivimos actualmente hay muchos pájaros, pero no hay palomas, ni una paloma, solo pájaros que cantan todas las mañanas. Un día le dije a Olga, "Extraño que haya palomas para escucharlas cantar en las mañanas", y qué creen, un día despierto y escucho cantar a una paloma. Le platiqué a Olga y no me creyó, dijo: "Alucinas".

Al siguiente día nos platica la mamá de Olga, "Vi una paloma en el patio, ahí andaba caminando", y le dije a Olga, "¿Ya ves? Yo la escuché cantar". Hasta eso me concedió Dios, sin pedirlo, y ahora, aunque ustedes no lo crean, todas las mañanas se escucha cantar a las palomas.

Gracias a Dios por permitirme esta nueva vida; el 23 de marzo de 2023 volví a nacer en Monterrey, así que siempre estaré agradecido por cada nuevo día hasta que me toque ver de nuevo a Jesús (solo de pensarlo me dan escalofríos) y espero me acepte en su equipo.

Si hubiera un mensaje final que pudiera compartirles es que es muy importante vivir en el presente. El futuro, que a veces nos da miedo y nos estresa, a lo mejor nunca llega y no debemos exagerar al planearlo. Yo creo que tenemos que disfrutar cada día, porque nunca sabemos cuándo nos va a tocar chupar faros. Por ejemplo, antes me aburría cuando íbamos a misa, sólo estaba esperando que acabara, hoy me entusiasma y en varias partes de la misa siento escalofríos porque sé que ahí está Jesús presente, por suerte no lo puedo ver.

A VIVIR cada día a la vez y estar agradecido infinitamente por cada nuevo amanecer, por compartir con la familia, por poder ver las montañas, por poder comer, hasta por poder bostezar y estornudar, por escuchar el canto de las palomas en las mañanas, por amar y por poder respirar.

También, siempre pensé, *cuando escriba un libro, voy a terminarlo por "El principio…"*, y también se me concedió. Este es el principio de una nueva vida.

Referencias

García Máynez, Eduardo. *Introducción al Estudio del Derecho*. Editorial Porrúa.

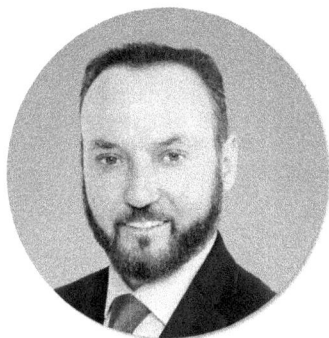

Aarón Francisco Téllez Berkowitz es Licenciado en Derecho por la Universidad Autónoma de Ciudad Juárez y tiene más de veinticinco años de experiencia en las áreas de corporativo e inmobiliario. Cuenta con diplomado en Paralegal por la University of Texas en El Paso, y es miembro de la Asociación Nacional de Abogados de Empresa.

En este libro nos cuenta su experiencia de vida después de que le diagnostican una enfermedad terminal.

www.ingramcontent.com/pod-product-compliance
Lightning Source LLC
Chambersburg PA
CBHW071229290326
41931CB00037B/2499

9 781637 656730